消除病耻感与污名化

对精神疾病和心理问题的科学全面认知

SCIENCE OVER STIGMA
Education and Advocacy for Mental Health

[美] 丹尼尔·B.莫尔黑德 / 著　　黄明贵 / 译
Daniel B. Morehead, M.D.

华夏出版社
HUAXIA PUBLISHING HOUSE

北京市版权局著作权登记号：图字01-2023-1704 号

图书在版编目（CIP）数据

消除病耻感与污名化：对精神疾病和心理问题的科学全面认知 / (美) 丹尼尔·B. 莫尔黑德（Daniel B. Morehead）著；黄明贵译. -- 北京：华夏出版社有限公司，2024.8

书名原文: Science over Stigma: Education and Advocacy for Mental Health 1st Edition

ISBN 978-7-5222-0576-2

Ⅰ. ①消… Ⅱ. ①丹… ②黄… Ⅲ. ①精神病—精神疗法 Ⅳ. ①R749.055

中国国家版本馆CIP数据核字(2023)第211081号

消除病耻感与污名化：对精神疾病和心理问题的科学全面认知

作　　者	[美]丹尼尔·B. 莫尔黑德	
译　　者	黄明贵	
责任编辑	陈　迪	
出版发行	华夏出版社有限公司	
经　　销	新华书店	
印　　装	三河市万龙印装有限公司	
版　　次	2024年8月北京第1版　　2024年8月北京第1次印刷	
开　　本	710×1000　1/16开	
印　　张	17.75	
字　　数	160千字	
定　　价	69.00元	

华夏出版社有限公司　地址：北京市东直门外香河园北里4号　邮编：100028　网址：www.hxph.com.cn
电话：（010）64663331（转）　若发现本版图书有印装质量问题，请与我社营销中心联系调换。

目 录

开场白

第一章　何为精神疾病？

第二章　精神疾病很普遍

第三章　精神疾病是神话吗？

第四章　精神疾病是真实存在的

第五章　精神疾病是严重的

第六章　精神疾病不是谁的错

第七章　精神疾病是可治疗的

第八章　精神疾病是我们的老师

收场白：团结的愿景

参考文献

Disclaimer
声 明

The translation of this publication from English to Simplified Character Chinese has been undertaken by and is solely the responsibility of Huaxia Publishing House Co.,Ltd.. The American Psychiatric Association played no role in the translation of this publication from English to Simplified Character Chinese and is not responsible for any errors, omissions, or other possible defects in the translation of the publication. Practitioners and researchers must always rely on their own experience and knowledge in evaluating and using the content of this publication. Because of continuous advances in the medical sciences, independent verification of diagnoses and treatment should be made. To the fullest extent of the law, no responsibility is assumed by APA, or any of its authors, editors or contributors in relation to this translation or for any injury that might be considered to have occurred from use of this publication.

本出版物的英文到简体中文翻译由华夏出版社有限公司承担并全权负责。美国精神医学学会（APA）在本出版物从英文翻译成简体中文的过程中没有任何作用，并且对翻译中出现的任何错误、遗漏或其他可能的缺陷概不负责。从业人员和研究人员必须始终依靠自己的经验和知识来评估和使用本出版物的内容。由于医学科学的不断进步，应该对诊断和治疗进行独立验证。在法律的最大范围内，APA 或其任何作者、编辑或撰稿人不承担与此翻译有关的任何责任，也不承担被认为因使用本出版物而可能发生的任何伤害。

推荐序

眼前这是一本中文版正文不到 300 页的小书，《消除病耻感与污名化》的书名，却又与之不成比例地宏大。

本书的译者黄明贵先生约我写篇序，因为种种事务缠身，一拖再拖，终于用了大半个月才断续读完全书。以下粗浅心得与其说是"序言"，不如说是片段"感言"。

社会对精神疾病的污名化和当事人的病耻感虽是同一问题的两个剖面，但本质还在污名。它源自精神疾病症状表现的特殊性以及精神卫生服务发展历史的曲折性。可以说，一旦消除了疾病的污名，患者及其家属的病耻感必然随之缓解。因此本书的内容基本是围绕关于精神疾病的各种主要"事实"展开，娓娓道来又不失科学的严谨。尤为可贵的是，每一章最后都提供了简短的"宣教建议"，让读者能在自身受益的基础上成为接力发声、传播的一粒粒"种子"。心理健康领域的污名和病耻感，历经几个世纪仍让无数人揪心，说明这一顽疾的消除只能靠日拱一卒的坚持和涓涓细流的不断汇聚。因此我们也就无须苛责这本小书取个不成比例的"大名"——它是正在奔向大潮的溪流之一，但目标清晰、行动坚定。如同作者在最后讲述的电影《斯巴达克斯》中的一个场景那样，途中一定能吸引更多的细流加入。

本书试图澄清的诸多迷思中，有一个主题尤其令我关心。这就是围绕精神病学本身科学性的争议。由于历史的原因，这一学科中许多疾病名称（比如精神分裂症、偏执狂、痴呆……）和干预措施（如约束隔离、强制住院、电抽搐治疗……），也时常在强化着公众以及当事人对这一领域的负面刻板印象。甚至有专家认为，精神卫生领域的污名化与偏见，很大程度上就来自于服务体系内部。

雪上加霜的是，这种刻板印象在现代社会中又时常会被披着"为受害者代言"外衣的各种"反精神病学"思潮强化和极化。正如本书中所述："虽然像慢性疲劳和纤维肌痛这样的疾病仍然难以定义或分类，但没有人像攻击精神病学那样攻击风湿病学的可信度。研究发现，ADHD 比 Ⅱ 型糖尿病、心脏病或乳腺癌更容易遗传，治疗的效果也比大多数精神疾病和一般医学疾病好，但是，批评者仍然最喜欢引用 ADHD 的例子来使公众相信：心理健康专业人员正在创造一个成瘾的国度——对 ADHD 这种严重疾病的治疗会让大家很快染上毒瘾。"

巧的是，我在 2012 年发表于《中国心理卫生杂志》的短文《对精神病学的讨论往往远离医学》中，也曾有过类似表达：

"许多人坚称自己腰背疼痛等问题是躯体疾病、反复在内外科检查诊治甚至要求动用手术治疗，却从未有专家指责过内、外各科的'医学化'或者'滥用外科手术'，也无人批评求诊者自己把自身问题'医学化'。而一旦精神科诊疗介入了（往往还是临床各科中对这类问题最有效的处理），这事就成为了'医学化'。"

因此，消除污名化和病耻感的行动链条中，最为重要的一环就是在专业或者整个健康体系内部凝聚起坚定的共识，由此才能带动全社会形成有意义的共识。这一方面有赖于学术的进步（比如解决脑科学的根本性问题），另一方面也有赖于更高水平的科普和更优质的服务提供。我们近些年在大力倡导的"心理健康命运共同体"生态营造，也是试图在中国社会做出一些有益的探索。我们提出这一命题的核心，就是要业界内外共同认识到：我们服务的"患者"，可能就是我们每一个人自己。

相信这样的生态会更快形成。而本书作者的这句话，也将能引起越来越多的共鸣：

"我们最终会认识到，精神疾病是每个人都可能患上的、会影响我们身心的一种疾病。我们大家都有精神 / 心理问题，它是人类的一部分。于是，我们一起向着康复前进。"

谢斌

中华预防医学会精神卫生分会主任委员、中国心理卫生协会监事长

2023 年 8 月于上海

前言

　　1979 年，在美国威斯康星州麦迪逊市，一群母亲围坐在厨房餐桌旁，虽然她们人数不多，但都意志坚定，她们很想帮助孩子。她们的孩子都患有精神疾病，但当时几乎没有人帮助这些孩子，也没有人帮助她们自己，因此，她们转向彼此寻求安慰。她们从中得到了很多收获。

　　这群母亲都很有奉献精神，她们交换了自己对精神疾病的了解，在谈论面临的痛苦挑战时相互倾听，而且她们的共同经历为日后社团的形成播下了种子。她们最终明白了，没有什么大不了的，她们所经历的比她们之前认为的要正常得多。

　　意识到其他人也可以从这个同伴支持模式中获益，于是这个最初的家庭式餐桌会议演变成了现在大家所知的美国精神疾病联盟（National Alliance on Mental Illness，简称 NAMI）。NAMI 现在具有广泛的社会影响，有 600 多家地方分支机构。NAMI 制定的发展目标是，以教育、社群和共情同理为重点，提高人们对精神疾病的认识。

　　现在，NAMI 继续延用这种模式。作为 NAMI 的首席执行官，我亲眼见证了医学和宣教团体在提高人们对精神疾病的认识方面所取得的进展。但是，改变人们对这一问题的看法和观念是非常艰难的；病耻感、污名化和社会歧视，使人们无法接受精神疾病是真实存在的，是可以治疗的。要克服这些问题，还有很多工作要做。

这就是为什么我非常感谢丹尼尔·莫尔黑德博士写了这本书，特别是在这个历史时期。新冠疫情大流行以及保持身体距离和防疫隔离（以科学为基础的预防感染措施）的影响，也对心理健康造成了很多损害，削弱了人们获得和依靠支持系统寻求帮助的能力。心理健康服务提供者发现，寻求精神 / 心理健康护理的人数出现了前所未有的激增，公共卫生危机的长期影响仍不确定；现在对于精神疾病，我们比以往任何时候都更需要了解如何进行知识宣教、建立支持团体、促进共情理解，即使我们在防疫隔离中生活。

本书汇集并充分展示了莫尔黑德博士在脑科学、心理治疗和灵性等交叉领域的研究成果，可以帮助健康专业人员教育和宣教，同时也便于所有读者阅读参考。这是非常重要的，因为我们大家都可以从增进对精神疾病及其影响的了解中获益。

在本书开篇，莫尔黑德博士就向我们说明了精神疾病的普遍性及其深远影响。精神疾病是如此普遍，无论我们是否意识到，我们每个人都受到它的影响；即使我们不是直接受到影响，它也会通过那些我们所爱之人、关心之人、邻居或同事，间接地影响到我们每个人。今天，五分之一的美国成年人患有精神疾病，其中最常见的有焦虑症、抑郁症和创伤后应激障碍。每 20 个美国成年人中，就有一个患有重型精神疾病。事实上，美国至少有 840 万人为患有情绪障碍或精神疾病的成年人提供护理，平均每周花 32 小时提供无偿服务。

精神疾病对个人和家庭的影响，在我们的社会中产生了连锁反应。监禁在美国各州和联邦监狱的囚犯中，超过三分之一的人被诊断出患有精神疾病；在青少年司法体系中，十分之七的青少年至少有一种精神/心理问题。此外，美国超过五分之一的无家可归者和八分之一的急诊患者，都与精神/心理问题和物质使用障碍有关。

虽然受精神疾病影响的人如此之多，却有大约60%患有精神疾病的成年人最近一年没有接受过精神/心理健康服务[1]。因此，尽管在过去的几十年里，科学取得了巨大的进步，正如莫尔黑德博士在本书中介绍的那样，但仅靠科学研究无法改善精神疾病患者的治疗结局。科学进步必须得到社会进步的支持，必须克服与精神疾病有关的污名/病耻感。话虽如此，也许阅读本书最大的收获是：你并不孤单，患有精神疾病不是任何人的错（见第五章"精神疾病是严重的"和第六章"精神疾病不是谁的错"）。我们同舟共济，因为减少污名/病耻感，我们都有责任。

好消息是：我们在人数上有优势，大家在一起就能提高精神疾病的知晓率和关注度，减少污名/病耻感。莫尔黑德博士认为，由于精神疾病的性质和普遍性，这需要一种多模式的方法，即必须在医学界和健康服务提供者的领导下，改善个人的临床治疗以及患者的健康护理。但是，还需要社会的大力宣传才能减少污名/病耻感。

数千名训练有素的NAMI志愿者主持了同伴互助项目和支持小组，包括NAMI家庭对家庭的教育项目、NAMI基础知识教育项目、NAMI患者家庭教育项目和NAMI医护人员教育项目。这些项目为医护人员、家庭、军人和退伍军人以及心理健康专业人员提供培训和支持，因为我们都必须成为宣教者，包括家人、朋友和邻居，以

---

1. 美国人的心理健康现状，参见：https://www.nami.org/nami/media/nami-media/infographics/generalmhfacts.pdf。

及医生、健康服务提供者和健康保险公司，草根组织、基层组织、社区领导、法官、各级政府立法者。我们每个人都可以发挥作用。

在过去的几年里，我们已经看到消除污名/病耻感的多模式方法取得了很大成效。重大的文化突破，使得精神/心理健康治疗获得了巨大的改善和提高。

当英国哈里王子（Prince Harry）打破王室传统，公开讲述自己几十年来的心理健康问题以及他如何应对时，他的故事成了头条新闻[1]。去年夏天，美国前第一夫人米歇尔·奥巴马（Michelle Obama）在播客分享了她的轻度抑郁症，并指出新冠疫情带来的防疫隔离和社会动荡让她感觉"意气消沉"，这再次引发了世界的关注[2]。

但是，我们也可以乐观点儿，人们对待精神疾病和心理健康的态度发生了巨大的转变，因为全国各地的年轻人都是我们最好的老师（见第七章"精神疾病是可治疗的"）。正如莫尔黑德博士所指出和建议的那样，精神疾病通常开始于生命的早期，即人们还是青少年或青壮年的时候，而深刻的智慧就存在于遭受精神疾病折磨的那段痛苦经历中。确实是这样。社交媒体为教育、建立社群和表达共情理解提供了一个便捷的平台，而且通常是免费的。年轻人经常在社交媒体上表达自己，他们不排斥公开谈论自己的心理健康问题，分享治疗师的建议，或者表达他们什么时候也患有与精神疾病相关的急性症状。因此，这些坦诚的交流是可以挽救生命的。

---

1. 可参见网址：https://www.forbes.com/sites/ceciliarodriguez/ 2017/04/18/prince-harry-opens-up-about-his-20-years-of-mental-struggle/?sh=45dce2f378ab。

2. 可参见网址：https:// www.nytimes.com/2020/08/06/us/michelle-obama-depression.html。

我们可以从这种变革性的文化转变中学到宝贵的经验，那就是我们必须互相包容感恩：包容地承认我们或我们所爱或关心之人正在遭受精神疾病的折磨；感恩我们有机会更多地了解心理健康和精神疾病的影响；感恩大家建立了支持系统让我们可以获得需要的以及应得的帮助。

　　要改变整个社会对精神／心理疾病的立场并非易事。这种文化上的进步，离不开早期干预方法的改进，离不开人们坦诚地与健康服务人员谈论自己心理健康的积极意愿，离不开政策制定者将心理健康治疗纳入患者免费医疗体系。

　　这就是本书最出彩的地方，即重申战胜精神疾病需要全社会全系统共同努力。如果只有一件事是我可以肯定的，那就是我们大家要充分利用科学、政策、医学和文化，才能揭开围绕精神疾病的污名化、病耻感、社会歧视的面纱。

小丹尼尔·H. 吉利森（Daniel H. Gillison Jr.）

美国精神疾病联盟首席执行官

2021 年 1 月

致谢

本书始于我多年前为当地宗教团体做的一次演讲（应我妻子的邀请，她刚好是那里的牧师），当时有 4 个人参加。演讲后面是一场社区心理健康会议，组织者惊讶地发现这场会议竟然有 800 多人来参加。因此，我首先要感谢卡罗尔·莫尔黑德（Carol Morehead）牧师和社会工作者硕士方达·莱瑟姆（Fonda Latham）这两位卓有成就的领导者让我参与他们的宣教项目。同样，我要感谢美国精神疾病联盟（NAMI）的凯伦·拉努斯（Karen Ranus）、美国马鞍峰教会（Saddleback Church）的凯·沃伦（Kay Warren）、芭芭拉·约翰逊（Barbara Johnson）、约翰·麦克法兰（John McFarland）、法律博士卡罗尔（Carol）和唐·霍林斯（Don Hollins）、道格拉斯·布朗（Douglas Brown）、神学硕士丹·春（Dan Chun）、博士劳拉·罗伯茨（Laura Roberts），以及其他许多人，感谢他们给我这样的机会，让我发挥我的宣教能力。

还要特别感谢本书审阅者们的慷慨付出：JT. 基特里奇（JT. Kittridge）、查尔斯·莫尔黑德（Charles Morehead）、大卫·莫尔黑德（David Morehead）博士、社会工作硕士玛西娅·莫尔黑德（Marcia Morehead）、安迪·蒙哥马利（Andy Montgomery）、曼利·克劳菲特（Manley Clodfelter）博士、金·帕芬罗斯（Kim Paffenroth）博士、唐·斯蒂芬森（Don Stephenson）、丽莎·马德森（Lisa

Madsen）博士、艾伦·科尔（Allan Cole）博士、史蒂文·索南伯格（Steve Sonnenberg）博士和保罗·萨默格拉德（Paul Summergrad）博士。后两位以及格伦·加伯德（Glen Gabbard）博士，在审阅此书的过程中给了我很多指导和鼓励，对此，我深表感激。感谢美国精神疾病联盟的道格·比奇（Doug Beach）一直以来对我的大力支持和鼓励，感谢各位宣教者多年来的不懈努力，这些努力将继续开花结果。

所有的宣教都源于前人的工作：那些经历过精神疾病的人，他们的家人，宣教者，所有的助人者和治疗者（照护者、医生以及护士）。我们所有关心精神 / 心理健康的人，都要感谢他们。就个人而言，我很感激我的患者朋友们，他们是最有耐心和最谦卑的老师。最重要的是，我要感谢为本书奠定基础的那些科学家。书中的内容都不是真正原创的，都来自精神病学、医学、心理学和社会学领域众多研究人员的耐心和辛勤工作。他们中有些人很有名，但我们同样要感谢那些我们不知道名字的人。他们都在心理健康领域投入了大量的时间和精力，才有了现在我们能看到的这些丰富浩繁的研究和临床经验。这些成就是对精神疾病的真正科学的、人道的理解和治疗，只要用心倾听，我们就会充满喜悦和乐观。

丹尼尔·B. 莫尔黑德（Daniel B. Monehead）

医学博士

声明：莫尔黑德博士表示，不存在代表或可能代表与他对本书贡献相冲突的经济利益或其他从属关系。

开场白

为什么要加大宣教力度？

对于精神 / 心理疾病（mental illness），我们有两种看法。一方面，绝大多数美国人认为精神 / 心理疾病是真正的医学疾病。大众普遍认为，精神疾病既是真实存在的（97% 的人持此观点），也是可以治愈的（86%~95% 的人持此观点）（美国心理学会，2019；美国环球健康服务公司，2019）。最近的一项民意调查显示，87% 的受访者认为"不必因为罹患心理疾病而感到羞耻"（美国心理学会，2019）。令人惊讶的是，71%~89% 的受访者认为心理健康和身体健康同等重要（美国研究，2006；美国环球健康服务公司，2019）。

另一方面，从人们对待精神 / 心理疾病的实际表现来看，他们似乎并不觉得这种疾病是真实存在的。公众舆论已经逐渐转向承认精神 / 心理疾病，但公众的行为却还没有相应地转变。每年，只有不到一半的人患有可诊断的精神 / 心理疾病（美国药物滥用和精神健康服务管理局，2018），而且这一数字在近 20 年中几乎没有变化（Wang et al.，2005）。在接受治疗的患者中，只有大约一半的人坚持治疗（Sajatovic et al.，2010）。因此，绝大多数精神 / 心理疾病患者没有接受治疗，而且他们不完全认为有接受这种医学治疗的必要。

对于这种极其不一致的想法和行为，心理健康专业人员不该感到惊讶。这种信念和反应之间的不一致，根源是弗洛伊德所谓的无意识，也是加扎尼加（Gazzaniga）和斯佩里（Sperry）"裂脑"实验的研究议题，他们的这个实验是现代神经心理学的开端。这是心理健康从业者在日常工作中经常见到的情形。简单地说，人们的行为可能与其想法大相径庭。我们大脑中用于有意识理解的系统，与那些情感和动机系统的运作路径不同。当这些不一致变得难以忍受时，我们会寻求心理健康治疗，或其他形式的成长和治愈。即便如此，行为的自相矛盾仍是人类的一个难移秉性，这在个人生活和集体生活中都可能显得令人尴尬。嘴上说的是一套，实际做的是另一套，这就是人性。

虽然我无法证明这一点，但我在当前心理健康从业人员的文化中，看到了相反的表现。一方面，我们把精神/心理疾病当成真正的医学疾病来对待。我所到之处，都能看到同事们以诚实、理性、科学的态度开展业务。我看到各种各样的心理健康从业人员，从初级保健医生到社会工作者，都把心理健康问题当作医学疾病来进行治疗。我经常看到心理治疗师推荐药物治疗，药物治疗师推荐谈话治疗。虽然我们这个领域充满了挑战性，但一般不会出现过度诊断、过度用药，或过度依赖某种治疗方法。我也没有看到任何阻碍我们以积极的方式诊断和治疗精神疾病的信任危机。相反，这个领域在稳步地发展成熟，大部分临床医生训练有素、思维缜密，他们按照适宜的专业知识和科学标准开展业务。

另一方面，虽然心理健康专业人员确实都认为精神 / 心理疾病是可以医治的，而且是真实存在的，但我们往往对此不以为意。实际上，这就是说，几乎所有的临床医生都"知道"精神疾病是真实存在的，是可以医治的。这种认识已经深入我们的骨髓，这是显而易见的事实。我们大多数人不会再花时间讨论精神疾病的性质，就像外科医生不会花时间界定医学疾病或讨论其真实性那样。我们非常清楚，精神疾病是真实存在的，我们需要对它进行治疗。

即便如此，当我们开始毫不隐讳地谈论精神疾病时，我们的职业文化听起来也完全不确定。我们很少表达我们在临床实践中的信心。例如，经常有人认为我们不能笼统地给精神疾病下定义。某些学术专家甚至认为，我们应该放弃对精神疾病下定义（Phillips et al.，2012）。还有人经常认为，我们不了解最主要的那些精神疾病的神经生物学机制。我们不知道重度抑郁症的中枢病理生理学知识，不知道精神分裂症的神经生物学原因，也不知道为什么有些人会患上创伤后应激障碍而其他人不会。因而，他们认为，我们甚至无法从哲学或医学上定义我们正在治疗的疾病。即使在医学专业人员中（Pies，2015），类似的关于各种精神疾病真实性的辩论也经常反复出现。例如，《新英格兰医学杂志》（*The New England Journal of Medicine*）偶尔会发表文章，讨论成瘾是一种精神疾病还是只是一种后天的习得行为（Lewis，2018；Volkow et al.，2016）。另外，英国心理学会（British Psychological Society）关于精神分裂症的报告认为，精神病症状可能等同于社会偏差或简单的怪癖（Cooke，2014；Frances，2013）。当然，对于《精神障碍诊断与统计手册》（The Diagnostic and Statistical Manual of Mental Disordes，简称 DSM）

及其合理性的争论一直不断，同时也经常有人批评精神病学过度诊断和过度用药（见第三章）。

这些学术争论让我们大受刺激，也让心理健康领域外的人倍感困惑。因此，受过教育的美国人最常对精神医学表示怀疑，我们不应感到惊讶。诸如《大西洋月刊》《纽约时报》和《纽约客》这样的出版物都有定期的专题报道，标题是《精神疾病真的全是臆想出来的吗？》（Szalai，2019）和《狂妄自大的精神病学》（Greenberg，2019）。历史学家继续记录精神病学的失败，将其描述为经常被误导、过度自信和简化主义（Harrington，2019）。还有很多畅销书质疑整个心理健康事业——从 DSM，到临床诊断，再到治疗（见第三章）。

从行业内部和外部对精神病学进行全面攻击，是司空见惯的事；但奇怪的是，很少有心理健康专业人员会积极地为它辩护。我们很少看到有人解释心理健康诊断和治疗的整个体系，更不用说为它辩护了。我怀疑这是因为心理健康临床医生和研究人员认为，科学辩论在多年前就结束了。科学研究避开了对我们这个领域的传统批评，这些批评大多与实践和研究无关。大多数问题（如过度诊断或过度用药）是次要问题，并不是核心问题。也就是说，它们是"度"（诊断和治疗多少）的问题，而不是性质（是否要诊断和治疗）的问题。对于精神疾病及其治疗的合理性，大多数临床医生认为并不需要捍卫，就像外科医生不需要捍卫外科手术的合理存在那样。对于外科医生来说，要考虑的问题是什么时候动手术，而不是是否应该动手术。同样地，临床医生也会积极思考什么时候确诊精神疾病，什么时候开展治疗，并且在帮助患者理解他们的处境方面通常也相当熟练。但我们很少有人从整体上思考心理健康实践，也很少有人觉得有必要向病人及其家人解释这些普遍性。

结果这导致了我们文化中的奇怪二分法：一方面，临床医生虽然并不认为精神疾病是真实存在的，但仍把它们当作真实存在的疾病进行治疗；另一方面，公众相信精神疾病是真实存在的，但实际表现却又对它抗拒。更确切地说，公众对心理健康的本质感到困惑，从他们对这一主题的讨论来看，也应该如此。一方面，人们接受卫生部门、政府机构（如美国精神卫生研究所，简称 NIMH）和非营利组织（如美国精神疾病联盟，简称 NAMI）的宣传，即精神疾病是真实存在的，也是可医治的。另一方面，人们非常担忧，认为需要治疗表明心理出了严重的问题，这种担忧是没有对批判精神医学的评论进行澄清导致的。这就好像人们内心非常清楚自己心理某方面有问题，而不停地寻找到底问题出在哪儿。即使人们并不确定这些心理问题是不是普遍存在，他们也会怀疑其中肯定有某种根源。即使公众对最新的神经科学研究啧啧称叹，他们还是觉得精神医学没有稳固的科学基础，甚至觉得这门学科根本就是凭空编造的。公众很少听到我们对于心理健康实践的完整解释，也很少听到支持这些实践的众多科学证据。因此，大多数人肯定心理治疗的益处，却又非常抗拒心理治疗。

公众的这种矛盾心理，并不是特别难以察觉。公众对心理健康诊断和治疗的接受度在增加，而他们的治疗率却没有相应增加。人们对精神疾病的理解不断加深，但对精神疾病的污名化仍在继续（Livingston and Boyd，2010；Parcesepe and Cabassa，2013）。政府和保险公司现在都认为应该把心理健康问题作为医疗问题来处理，但他们对待心理健康问题治疗的方式却截然不同。我们对精神／心理问题区别对待，同时我们又宣称这种歧视是不合理的。虽然寻医路漫漫，还要背负疾病带来的羞耻，但我们的患者为了寻求治疗费尽周折，不遗余力。他们怀疑自己疾病的真实性和治疗的合理性，经常停药，反复接受治疗。与其他公众一样，患者知道精神／心理疾病是真实存在的，但却不积极配合进行治疗。他们知道心理治疗很有必要，但却觉得这是在自我安慰，白费工夫。

我们对于心理健康这一严峻问题的重视程度还不够，这会带来灾难性的后果。在美国，人们对精神疾病药物治疗的矛盾心理每年使得数千人失去生命，并带来无法估量的痛苦。通常情况下，虽然我们接受精神疾病的存在，但我们排斥那些患有精神疾病的人，并在生活中与他们保持距离（De Pinto and Backus，2019；Parcesepe and Cabassa，2013）。虽然越来越多的人获得了心理健康服务，但药物使用和自杀导致的死亡人数大幅上升（Woolf and Schoomaker，2019）。根据法律的相关规定，保险公司必须像承保其他医疗问题那样承保精神疾病，但实际操作起来它们并不会遵照法律规定进行（Appelbaum and Parks，2020）。精神疾病的治疗资金严重不足，而且受到保险公司和政府的过度控制。这些年来，大家都一致认为，患有重型精神疾病的人应该得到最好的治疗和社会支持。但是，在美国，对重型精神疾病的治疗问题简直就是社会丑闻，是一场人权灾难。大家都知道，患有重型精神疾病的人更有可能被监禁起来，而不是被送去接受治疗（Torrey et al.，2010）。大家都知道，重型精神疾病患者的治疗资金少得离谱，而且这种情况一直以来都没有得到改善。

如果我们真的认为精神疾病是一种医学疾病，那就不会容忍这样的事情发生。例如，严重型癌症并没有获得比轻微型癌症更多的治疗经费和研究经费。由于完全缺乏社会支持和医疗支持，转移性癌症患者只能在街头慢慢死去。除了门诊预约和药物治疗外，糖尿病的其他治疗都资金不足，这让那些患有酮症酸中毒、高血糖危象和骨髓炎的患者不得不在门诊接受处理。如果患有医学疾病和谵妄的人经常因为好斗或扰乱社会秩序而被监禁起来，只得到最低限度的医疗护理，那会怎么样？这是难以想象的，因为这样的行为违背了常识和基本人性。

这种矛盾心理让精神疾病患者付出了沉重的代价，而我们这些心理健康从业人员不能坐等情况得到改善。而由于新冠疫情的大流行，长远来看，这种情况有可能变得更糟，而不是有所改善（Vindegaard and Benros，2020）。精神疾病患者的处境已经非常糟糕了，因此，我们行业的发展形势也很紧迫了。现在是时候结束精神医学和其他心理健康护理的二等地位了。是时候结束我们的矛盾心理了。是时候结束精神疾病治疗的半途而废了。是时候结束这一切了。作为医疗和心理健康服务提供者，我们有这样做的权利、经验和知识。我们有工具（科学）和方法（惠及我们的患者群体），而且这个目标是可以实现的——如果我们好好把握的话。

谁来宣教？

其实，这本书是关于宣教的；在我动笔创作之前，我还没看到过这方面的图书或讲座。我是一名长期私人执业的精神科医生，我花了很多时间在个体咨询上面，一次为一名患者提供心理治疗和生理治疗。虽然我在学术、研究以及教学上也花了不少精力，但我对自己的临床工作最满意。我觉得没有很大必要加入大型团体，我开始定期开展公众宣传只是机缘巧合。从那时起，我就开始向大大小小的各种群体——商业领袖、美国精神疾病联盟成员、宗教团体、年轻人，当然还有成百上千的病人——开展精神疾病的讲座。但是，我从来没有想过自己成为宣教者，甚至没有想过我需要学习有关宣教的知识。

那么，谁来宣教呢？我们大多数人的第一反应都出奇地一致——其他人。从某种程度上来讲，我们都支持我们的专业组织、美国精神疾病联盟等宣教团体以及美国精神卫生研究所等政府机构。这些都是杰出的公众宣教者，它们都做得很好。但是我们知道，光靠它们是远远不够的。事实也证明，这些还不够。治疗精神 / 心理疾病的临床医生群体已经足够了。我们有足够的数量和足够的影响力，足以推动我们的文化完全接受精神疾病的现实，以及治疗的必要性。

在美国，精神科执业医生有 3.8 万多名（Bishop 等人，2016），初级保健医生有 20 多万名（美国医疗保健研究和质量管理局，2018），初级保健护士有 5 万多名，医生助理有 3 万多名（美国医疗保健研究和质量管理局，2018）。与这些数字相比，精神科执业医生的人数相形见绌。在心理健康方面，有 35 万多名持证社会工作者（Salsberg 等人，2017），10 多万名持证心理学家（美国心理学会，2014），25 万多名心理健康治疗师和成瘾治疗师（美国劳工统计局，

2019）。鉴于这些数字，可以肯定地说，美国大约有 100 万名专业人员在定期为精神 / 心理疾病患者提供健康服务，这还不包括护士、护理助理、危机热线工作人员、心理健康助手和技术人员。这么庞大的从业人员队伍，足以形成我们需要的文化变革的中坚力量。

这 100 多万人都是宣教者，本书的每位读者都是宣教者。每个向来访者、患者或朋友解释精神疾病的人，都是宣教者。每个建议治疗精神疾病的人，都是宣教者。每个支持精神疾病患者家属的人，都是宣教者。当我们向学员、支持人员和临床医生同行提供信息时，我们就是宣教者。当我们与朋友谈论抑郁症，或与家人讨论酗酒行为时，我们就是宣教者。我们大多数人都不认为自己是宣教者，因为我们只参与了最基础的个人对个人的宣教。我们的宣教是非正式的、无意识的，但这是最重要的一种宣教。当我们认识的人与信任的人，和我们谈论精神疾病时，我们乐于倾听。

我们所有人都是有影响力的宣教者。事实上，过去几代人在我们对精神疾病的文化理解和响应方面，取得了惊人的进步。换句话说，在过去的 70 年里，在理解和帮助精神疾病患者方面，取得的进步比此前人类历史上所取得的进步的总和还要多。每位宣教者和每位心理健康专业人员，都应该为这一事实感到自豪，我们每个人都应该感谢前辈宣教者和教育家。精神科医生、心理学家、社会工作者、其他医学专业的医生、研究人员、精神病患者及其家属，都为这一事业做出了巨大贡献。在 20 世纪中叶，对精神疾病的医学治疗和社会治疗是不被认可的；而现在对于所有这些主要的精神疾病，我们有了经过科学验证的治疗方法。对于精神疾病的诊断，我们有广受大家认可的标准。精神 / 心理健康护理是医疗服务的一个组成部分，这个观点已经被大家接受，也得到了践行。至少在原则上，政府和保险公司认同了精神疾病是真正的医学疾病。精神疾病和医学疾病之间的平等，现在是一个法律问题。公众、研究人员和医学专业人员，都认同精神疾病在生物学和医学上是真实存在的。在大众文化中，精神疾病不再是一个禁忌话题，对精神疾病患者开展治疗的场景也经常出现在影视作品中。病人和家属是有能力的参与者，而不是无助的受害者。

我们大家都应该为我们的集体努力感到无比自豪。从更宽泛的历史角度来看，我们取得了令人惊叹的成果。我们都应该感到自豪，但同时我们还可以做得更好。我们每个人都可以根据自己的个性和习惯方式做得更多。我们每个人都能更好地准备接受教育，更与时俱进，对自己的知识基础更有信心。我们每个人都可以更多地关注诊所之外的宣教机会，并勇敢地抓住机会开展宣教。我们每个人提供的信息都可以更清晰、更有力、更有针对性。在家庭、朋友群、宗教团体、读书俱乐部、志愿者组织、体育组织中和在互联网上，我们每个人都有社会联结。我们每个人都可以代表广大精神疾病患者，以发挥更大的影响力。我希望本书能成为帮助我们做这些事的众多工具之一。

我们如何开始？

根据临床检验，每位精神心理科医生都知道，如果我们想帮助他人康复，我们就要先解决自己身上的问题。我们不能把自己没有的东西奉献给别人。因此，对于我们想要带来的文化改变，我们需要以身作则地进行展现。如果我们想要"治愈"我们国家对精神心理健康的矛盾心理，我们首先需要解决自己的矛盾心理。

从某种意义上说，本书介绍的信息以及公众所需要的信息，都是每位称职的心理健康从业者需要具备的专业基础知识的一部分。我们都知道，精神疾病是真正的医学疾病，是致命的严重疾病，但并不是毫无治疗缓解的希望。但从另一方面来说，我们内心还有一些怀疑和偏见，使得我们无法真正清晰地看待这个问题，也无法勇敢直率、毫不犹豫地为我们这个领域发声。当我们与同行仍然为自己患的精神疾病感到羞耻时，当我们中的很多人仍然避免对它进行全面治疗时，当我们中的很多人不得不避免向医疗雇主和专业组织充分披露我们所患的精神疾病时，很明显，我们的职业文化仍然体现了我们大多数人身上残留的某些矛盾心理。因此，我不只希望本书提供研究评述的信息，更希望它能让我们认识到，我们都需要宣教和教育。我希望大家通过阅读，随着对精神疾病现实的深入了解，培养起一种坚定的情感信念。如果没有这种清晰坚定的情感信念，我们就永远不会有动力或意愿去做我们需要做的那些社区工作。

虽然自己赋能和情感赋能是最重要的，但我们也要概念清晰，才能更有效地进行宣教。我们要有信手拈来就可用的正确信息，而这些信息通常与我们作为心理健康专业人员要实践的那些信息不同。我已经尽可能简明扼要地总结了这些信息。虽然我们大家都"熟悉"书中介绍的这些精神心理健康方面的基本知识，但我们都需要熟练掌握这些知识——不是通过一次性的复习，而是在有规律的重新学习和重新整合的过程中，每次都有更深入的思考、更透彻的理解。我自己读过很多遍这些材料了，每次重读，我都有新的收获，都有新的启发，每次都能从中获得新的力量。每一次重读，我都有更深刻的理解。每一次重读，我都会被震惊到，我发现虽然自己以前就知道这些知识，但并没有真正理解和领会精神／心理健康对我自己以及其他人的重大意义。

简而言之，我们的任务就是将这些知识完全整合到神经系统中，整合到情感、社会和认知层面。我认为这不是什么非常艰巨的任务。我们需要从更深层面直观地了解精神疾病及其治疗的现实；如果我们不这样做，我们就不能有效地践行。这是我们一贯的方式。但是，我们大家都有一些矛盾心理，这些矛盾心理源于我们的教育差距、自己的精神疾病问题，但最主要地是源于影响我们当前观念的旧态度和旧观念。我们必须转变这些旧态度和旧观念。

与其他人群相比，心理健康从业者更明白过往经历会影响我们对现在的看法。但是，就像其他学科一样，精神病学也受到旧观念和旧思维方式的无意识影响。尽管它们对我们这些从业者的影响微乎其微，但在心理健康公开讲座上，我们大多数人又回到了这些问题上。我们在回应那些对我们的专业持怀疑态度的声音时，还是会给我们和听众带来困惑。因此，我们需要给它们正名。

避免过去的危险二分法

这些旧思维方式反映了虚构出来的二分法，即"非此即彼"的方法，完全不尊重我们当前对精神／心理健康的这种理解方式。这些非黑即白的思维，通常会扭曲现实的本质，用一个事实来推翻另一个事实。在心理健康科学的发展历程中，满是诸如基因与环境、有意识与无意识的心理活动、行为与情绪与认知的重要性等长期争论。在公开演讲时，我们必须特别注意避免这些二分法。

无所不知与一无所知

对于主要的精神疾病，包括抑郁症、双相情感障碍和精神分裂症，其主要病理机制，我们尚不清楚。因此，学科内外部的批评者都认为，精神疾病在医学上还没有得到证实。对精神医学有一点不知就等同于一无所知，这在医学专业中是独有的现象。不过，在医学专业中也只有精神病学才确实有一点不知就等同于一无所知。但是，不知道抑郁症的确切病因，并不意味着抑郁症就不是医学疾病。几个世纪以来，医生们都认为癌症是真正的医学疾病，虽然直到20世纪60年代和70年代才发现癌症的病因是DNA的改变。如今，医生可以在不知道确切病因的情况下治疗偏头痛。没有人怀疑偏头痛的医学真实性。同样，即使我们还没有找到导致抑郁症的神经病理学圣杯[1]，但我们有足够多的科学证据表明，抑郁症在医学上是真实存在的，极具破坏性。我们知道，精神疾病都与大脑结构和功能改变、遗传贡献、细胞和亚细胞功能障碍、炎症增加、医学共病、医学残疾以及死亡率的大幅升高有关（见第四章和第五章）。强有力的证据表明，精神疾病是真实存在的，虽然我们对其还不甚了解。

---

1. 圣杯（Holy Grail）的传说来自基督教，现在常常用来代指众人追求的最高目标，但还有另外一层含义，即暗示这是一种对崇高理想的渺茫希望。——译注

我们需要记住，大多数公开讨论的辩论背景与"学科内部"辩论完全不同。在公开讨论场合，诸如"我们尚不清楚是什么导致了抑郁症"这样的论述是没有背景知识支撑的。或者更确切地说，这种背景知识是模糊不清的，即精神疾病的治疗是建立在不科学的基础之上的。其实，学科之外的人知之甚少的是：我们已经对精神疾病的基因、脑成像、显微图像、激素、炎症、脑功能和流行病学进行了大量研究，已经对精神疾病的生理机制及其破坏性进行了深入探索，而且已经形成了一定的认识。作为心理健康专业人员，当我们断言这些疾病及其治疗的真实性时，我们并不是在冒险，我们也不需要掩盖这样一个事实，即还有很多方面我们尚不清楚。自然界中最复杂的就是人脑，虽然我们对它的研究已经非常深入（事实确实如此），但这并不意味着我们对它了解得一清二楚。随着我们对精神疾病的深入了解，我们发现对精神疾病还知之甚少。这两种说法都没有问题。但是，我们的了解已经足够深入，完全可以科学地证明这些疾病的诊断和治疗是合理的。

许多接受过医学培训的人经常听到这样的话，"医学领域80%是灰色的，20%是黑白的，但你最好知道这些黑白部分"。总的来说，我认为这话也适用于心理健康；而且这话有明确的事实根据，我们在公开讨论中应该强调这些事实。但是，我们的很多"研究发现"是灰色的、不确定的，我们也可以同时坦率地承认这一点。

生理学与心理学

二元思维出现于儿童时期，可能是人性的一部分（Bloom，

2005）。人类倾向于将生理物理事件与精神 / 心理事件分开。因此，即使我们作为心理健康专业人员，用整体论进行思考和讨论，听众可能也会二元地理解我们说的话。当我们说精神疾病与癌症或糖尿病一样具有生理属性时，我们可能会被认为是还原论者，在否认精神疾病中的心理因素。事实上，一种更具有生理属性的疾病，其心理属性并非更少。生理与心理一直是共存关系，而不是竞争关系。我们可以坚定地认为，基本的生理功能障碍是精神疾病的根源，同时也可以明确心理功能障碍在精神疾病的病理生理学和治疗中的真实性。当然，精神疾病也存在心理因素和社会现实因素，只是它们比简单的生理事件更复杂（Kendler，2005）。

药物治疗与心理治疗

　　精神病学和心理学之间长期存在分歧，在临床医生和研究人员中，有些人是心理学导向的，另一些人则是生物学导向的。一方面，过去几代的许多药理学家曾将心理治疗斥为不科学的胡言乱语。另一方面，许多心理治疗专家认为药物只能麻痹大脑，根本无法解决精神疾病的根源。许多媒体还在继续这样介绍精神心理健康，因此我们作为宣教者需要竭尽全力消除这样的观点（Carlat，2010；Luhrmann，2001）。由于人们进行了大量的科学研究，这种分歧时代已经结束。心理治疗可以带来生理影响（Barsaglini et al.，2014），而生理物理治疗通常可以作为心理治疗的补充。因此，心理治疗和社会治疗的真实性与有效性已经得到了研究证实，它们的生理属性同样不亚于药物治疗和神经刺激疗法。

精神病学与其他医学专业

　　即使在医生中，也有这样一种微妙而普遍的理解，即精神病学比其他医学专业落后。与肿瘤学和眼科等有点历史的专业相比，精神病学长期以来一直被认为不那么科学、更主观，而且疗效更差。常见的一个下意识反应是将精神病学视为比其他专业低级的二等专业。但是，这种下意识反应是肤浅的，也是不合时宜的。现在，精神病学建立在极为复杂而且迅速深化的神经科学基础之上。研究表明，我们对精神疾病的治疗效果与其他常见疾病和慢性疾病一样好（Leucht et al.，2012）。但是，批评人士通常认为，任何对于精神心理健康的怀疑或不确定数据，都会把整个学科推向风口浪尖。例如，尽管对抗抑郁药物进行了几十年的数百项研究，为什么关于抗抑郁药物的一篇负面评论还会引起广泛的危机感（Fountoulakis et al.，2013；McAllister-Williams，2008）？尽管研究表明兴奋剂药物对多动症（ADHD）具有很好的疗效，为什么还是出现了同样的问题（Banaschewski et al.，2016）？精神药物的研究是按照与其他药物相同的科学标准进行的，但当这些研究受到批评质疑时，人们立刻就开始感到绝望了，就好像大家都坚信这些治疗方法是镜花水月，是无效的。即使某些治疗方法最终被证明是不充分的或有误的，也不会将精神病学与其他医学专业（比如肿瘤学、妇科学）区分开来（Prasad et al.，2013）。

　　这还涉及一个相关问题，即人们对 DSM 等精神病学诊断系统的态度。精神病学家和其他医学专家长期认为，我们不知道如何精确界定或描述精神疾病。精神病学的内部和外部批评者都将这作为事实，证明精神疾病不是真实存在的，或证明精神疾病只是精神科医生通过 DSM 编造出来的文化问题。事实上，有很多医学哲学家也认为我们不能精确界定和描述医学疾病（Stein，2008）。但是，还没有人得出结论认为医学疾病不存在，或认为它们是医生编造出来的疾病。没有人真的认为，我们对医学疾病缺乏精确界定就否定了重症的真实存在。然而，这恰恰是许多局外人对精神疾病的成见。

虽然像慢性疲劳和纤维肌痛这样的疾病仍然难以定义或分类，但没有人像攻击精神病学那样攻击风湿病学的可信度，因为精神病学会考虑悲伤或行为成瘾发展为精神疾病的复杂可能性。ADHD 是一种疾病，大家对此都没有异议，因而这个例子尤其有趣。研究发现，ADHD 比Ⅱ型糖尿病、心脏病或乳腺癌更容易遗传，治疗的效果也比大多数精神疾病和一般医学疾病好（Banaschewski et al.，2016；Brikell et al.，2015），但是，批评者仍然最喜欢引用 ADHD 的例子来使公众相信：心理健康专业人员正在创造一个成瘾的国度——对 ADHD 这种严重疾病的治疗会让大家很快染上毒瘾。当然，对于疑似 ADHD 的儿童，我们应该定期重新评估其诊断和治疗，以及兴奋剂成瘾的风险；但是，过度诊断和过度治疗并不能够否定这种生理疾病的存在，因为它有科学研究的支持。

随着时间的推移，精神 / 心理健康将发生变革，并得到长足的发展。我们现在使用的治疗方法和诊断仪器会慢慢过时。我们需要来自行业内部和外部的批评，帮助我们改善对精神疾病的治疗。但是，当精神 / 心理健康行业出现深层问题时，我们应该保持谨慎，不要轻易断言所有精神 / 心理健康诊断和治疗都存在缺陷。相反，我们应该坚持用与其他医学专业相同的标准来判断诊疗的合理性。

轻型精神疾病与重型精神疾病

　　大多数公众认为，"精神疾病"或"生理上的精神疾病"指的是精神分裂症或双相情感障碍等疾病，而不是抑郁症或焦虑症等"较轻"的疾病。例如，一项全国民意调查显示，超过一半的人认为抑郁症可能是由于个人的懦弱或失败引起的，同时，73%的人认为"精神疾病应该得到像生理疾病那样的治疗"（Kaiser Permanente，2017）。虽然人们很容易直觉地认为精神分裂症等疾病是脑功能生理障碍的结果，但认为"各种形式的抑郁症或焦虑症不具有生理基础"的观点是一种有害的误解；它扩大了患有轻微疾病的所谓"正常"人与患有严重疾病的"异常"人之间的差异，直接导致了污名化和病耻感。

　　这带来的问题是，人们经常将轻型精神疾病和重型精神疾病的治疗方法进行不恰当的比较。对于治疗重型精神疾病的资金不足，心理健康专业人员和宣教者感到震惊是理所当然的；但是，人们经常将这与临床中轻型疾病的过度治疗进行比较。例如，艾伦·弗朗西斯（Allen Frances）在赫芬顿邮报网、《今日心理学》和《精神病学时报》上发表了一篇很有影响力的文章，引起了很多人的讨论。这篇文章对比了"对疑病者的过度治疗"与"对真正患者的不充分治疗"（Frances，2015）。从伦理上讲，他将两者并列比较肯定是没有错的，但这可能助长公众的这样一种认知，即认为那些患有轻中度精神疾病的人实际上是根本不需要治疗的"疑病者"。更糟糕的是，这种认知将那些患有重型精神疾病的人同患有其他精神疾病的人对立了起来。事实上，大家都是一样的。不管抑郁症和焦虑症患者的症状是较轻还是较严重，他们都患有精神疾病，他们都应该得到适当的治疗。当然，那些患有重型疾病的人应该得到更多医疗资源，就像在其他医学分支中那样。

我们与他们

我们与他们，这个区分将我们带入了最危险的二分法。这就是说，患有精神疾病（比如精神分裂症）的人是异类，他们不像其他人，他们需要特别的同情。从个人经验来看，我确信这种观念在我们的文化中根深蒂固，甚至在那些心怀善意的人心里也是如此。人们经常用诸如"能帮助他们真是太好了"或"我为那些人感到难过"这样的话，来鼓励我为精神疾病患者宣传发声。只要把那些精神疾病患者归为"他们"，只要把"他们"视为疯子、怪人和无助之人，宣传发声的努力就会失败。

只有从根本上认识到我们大家都在精神疾病这条船上，才能彻底改变人们对待精神疾病的态度。事实上，大约一半的人会在他们的一生中经历精神疾病（见第二章），这意味着患精神疾病的概率与生而为男性或女性的概率一样高。如果一半的人患有精神疾病，那么可以肯定，每个人都受到了它的影响，至少是间接的影响。在每个人关心在乎的人当中，都不乏精神疾病患者。精神疾病关系到每个人，关系到人类的健康状况。只有当这个现实深度融入我们的文化之后，心理健康才会迎来新的时代。

从医学上讲，我们在文化上并没有将那些通过饮食调节来控制的轻度糖尿病与"脆性糖尿病"或晚期糖尿病（器官损伤）患者区分开来。我们没有从本质上区分轻度高血压和恶性高血压。我们也不认为对基底细胞癌和甲状腺癌的治疗应该优先于对转移性癌症的治疗。那么，为什么我们要把重型精神疾病单独列为一类呢？我认为这种态度，无论出于什么善意，都是残留的污名化在作祟，而不是心理健康的进步。现在，我们这些宣教者是时候把它终结了。

最后，还有一种"我们与他们"的二分法，这是心理健康专业人员特有的。通常，在职业角色中，我们忘记了自己也是受精神疾病影响的"我们"的一部分。有限的证据表明，心理健康专业人员的精神疾病终生患病率，甚至高于普通民众70%左右。同样，与其家庭成员相比，心理健康专业人员也更可能患精神疾病，这促使许多心理健康专业人员走到了精神疾病的最前线（见第六章）。因此，我们心理健康专业人员既是患有精神疾病的人，同时又是治疗精神疾病的人。我们就是"他们"，这也意味着他们就是"我们"。从更深层面来讲，要将我们与患者和公众区分开来是不现实的。在临床实践中，把我们与自己的个人生活分开，这才是我们应该做的。但是，作为宣教者，我们需要用一种含蓄的态度，与我们的宣教对象打成一片，无论他们是患者、社区宣教者还是患者家属。

因此，宣教需要的重要美德是谦逊。我希望你至少有一部分时间会从精神疾病患者的角度，或者从患者家属的角度，进行宣教，或者阅读本书。即使不这样，我们所有的医学和心理健康专业人员，也都与精神疾病患者有着密切的联系。这既是专业问题，也是个人问题。因此，我建议你从个人角度来看待这个问题，这样你就可以反过来对我们领域之外的人有更深刻的理解。医学家长主义（medical paternalism）的时代已经结束了。作为专业人员，我们经常受到公众的质疑，也经常得到他们的信任。因此，我们需要平等地对待社区成员，但作为平等的人，我们要提醒他们注意精神疾病及其治疗在科学上和个人层面的真实性。换句话说，我们专业人员和其他人一样，精神疾病涉及我们的个人利益。就个人层面而言，我们关心精神疾病是否真实存在，以及患者是否得到了适当的治疗。我们不是把自己的专业利益强加给公众的权威。我们是公众的一员，在这些问题上，我们和大家的利益是相同的。

我们宣教什么？

本书介绍的宣教方法很简单，即我们需要通过传播精神／心理健康护理的基本科学知识来进行宣教，这些基本科学知识是大多数临床医生的假设，但他们没有明确表达出来。虽然我们都知道下面这些说法是正确的，但很少会有人经常明确地说出来：

·精神疾病很常见。

·精神疾病是真实存在的。

·精神疾病是严重的。

·精神疾病是可以治疗的。

这样的表述并不会引起任何精神／心理机构甚至临床医学诊所的反对。但是，公众倾向于认为这样的表述是观念意识，而不认为是对现实的描述。他们知道"应该"相信而且要尽量相信这些表述。但是，他们对此并非深信不疑，他们的行为多次反映了他们对精神疾病的深层信念。他们没有意识到，这些表述是有科学依据的。他们不知道，这些表述现在已经不再需要进行严肃的科学辩论了。他们还没有感受到对精神疾病和心理健康现实的更深入了解所带来的情感信念，而且包括我们的记者、历史学家以及精神疾病的文化批评家等在内的大多数知识分子，对此也缺乏认识。他们都需要学习，因此，我们要帮助他们。

公众自己要有更深入更详细的理解，而不是听别人泛泛而谈。他们要自己学习这些科学知识。他们要自己去查看数字、图表、脑部扫描照片，甚至查阅某些研究。因为心理健康科学是非常复杂的，这里只是列举了一些例子。但是，具体例子所带来的力量远远超过泛泛之论。虽然大多数人记不住这些具体例子，但它们会让人更深信精神 / 心理疾病确实是真正的医学疾病。也许，这是他们第一次体验到精神 / 心理疾病及其治疗是基于现实的，而不仅仅是基于文化共识的。精神 / 心理疾病的治疗，将会变得像治疗骨折或阑尾炎一样直观。

本书的宣教方法

"看一看，做一做，教一教（see one, do one, teach one）。"我们所有受过医学培训的人都听过这句话，而且大都在践行中。我经常在想，如果病人知道这是我们医学教育体系中长期存在的短板，他们该多么震惊啊。但是，这句话蕴含了很多智慧。医学，包括心理健康治疗，是一门以科学为基础的实用艺术，但它主要是实践，而不只是我们知道的"知识"。因此，学习医学最好的方法是先看一看，然后做一做，等有了足够深入的理解之后，再进行实际操作。我认为，宣教也是一门实用艺术，最好以类似的方式学习。

大多数医学培训和心理健康培训都要进行一段时间的课堂学习，但大部分时间都是进行观摩和练习。我们从见习生开始，逐步成长为在老师严格指导下的实习生和住院医师，最后成为独立的执业医师和带教老师。本书也遵循类似的原则，不过方式更为温和：本书后面的部分以"看一看"的体验形式呈现，是宣教行动的一个例子。因此，每章内容我都当成是在向公众演讲宣传那样来写的。我这样写旨在"教一教"（提高我们对精神/心理疾病的了解），但更重要的是为了阐明和呈现精神疾病和心理健康治疗的本质。

尽管我做了开场介绍，但我认为，在如何与人交谈、如何建立情感联系或如何处理争议问题等方面，同仁们不需要接受太多正式培训。作为心理健康专业人员，我们每天在临床实践中都在做这些事情。虽然诸如"简明扼要"或"使用日常语言"这样的告诫是正确的，但这对提高我们的宣教能力并没有多少帮助。个人故事和案例是宣传的有力工具，但我认为你有很多你自己的故事可以讲。因此，我主要提供一个宣教的示例，你可以根据自己的风格和需求进行调整；除此之外，我不会提供太多故事和案例。对于那些寻求更具体建议的读者，我在每章结尾的"宣教建议"部分，给出了一些实用的注意事项。但是，更重要的是，我真诚地希望你在各种形式的宣教中有意识地观察自己，找到适合你以及你的宣讲受众人群的方法，并对这些范本进行一些改进。我们在老师和同仁们的话语、态度以及重要事实的耳濡目染中，以最适合我们自己风格和实践的方式，把它们整合起来。

后面这些作为"看一看"的章节，宣讲对象是公众。插图和说明也以这样的方式呈现。也就是说，相较于心理健康和医疗专业人员之间的那种沟通方式，语言和视觉教具更适合于普通大众。作为宣教者，我们的工作不是教授心理健康科学知识，而是把科学知识翻译成"外行"听得懂的白话。因此，每章内容我都当成是在向公众演讲宣传那样来写的。每章的导言都是直接针对心理健康专业人员的，但其余部分则是"说"给公众（我们的宣教对象）"听"的。这种不同寻常的方法旨在为宣教提供一个范例，一个你可以根据自己的需要和喜好来调整的模板。我希望改进后的宣教是非正式和开放的，而不是杂乱无章或漫无边际的。表达观点的先后顺序、用来表达这些观点的词汇以及对特定主题的强调，都不是随机安排的。这些都基于我在非专业人员中的长期宣教经验，反映了一种出于心理健康教育目的而有意接近非专业人员的方式。

例如，我避免与精神病学的批评者争论，无论他们是来自行业内还是行业外。争论意味着信息内容是有争议的，而事实上它已经得到了科学的证实。对精神病学的批评，主要集中在第三章。书中这些批评的声音，有助于提高"张力"，并增加人们深入了解精神疾病的动力。为什么我不以对精神病学的批评作为本书的开篇呢？因为介绍精神 / 心理疾病的最重要方式（在给出一些定义之后），是表明它与每个人都息息相关。为什么要关注精神 / 心理疾病？因为你或你爱之人患有精神 / 心理疾病。这对你个人来说非常重要，无论你过去是否知道。只有那些认为心理健康与自己息息相关的人，才会认真倾听我们宣教者对心理健康的其他看法。因此，本书第一部分的重点是流行病学和精神健康的普遍意义。

在这些内容后面还有无数其他选择，如果要详细说明我的理由，那就太乏味了。你会发现，很容易评估它们对你的工作是否有帮助。这些章节的定位是外行人（而不是专业人员）的水平，我希望大家在阅读时不要因此而感到厌烦。我试着以一种直截了当的方式进行交流，而不是以屈尊俯就的方式，也不是以简单化的方式。我希望你能从个人视角阅读本书，而不仅仅是从批判的视角；我也希望你能体会到我在思考支撑我们工作的非凡科学和医学大厦时所感受到的魅力、希望和热情。在我看来，有幸从事精神／心理健康护理的我们是世界上最幸运的人之一。我们从事的这个领域，给了我们知识的魅力、情感的联系、道德以及存在的意义。多亏了这几十年的研究，我们现在可以认识到，我们的工作真实有效地解决了患者的生理问题、情感问题，体现了社会福祉的存在。这些支持我们工作的实证科学研究，激励着我们，同样也激励着精神／心理疾病患者等广大公众。摆在我们面前的这些科学研究足以让我们相信，文化转型的时机已经成熟，精神／心理疾病的治疗进入了一个新时代。如果不是这样，我会感到惊讶，也会感到失望。但是，它总会朝着这个方向发展，因为这些科学研究最终取决于现实，而不是理想主义、希望和激情。

宣教行动：本书的论点

有了这些预备知识，我们就开始了本书的"看一看"部分。我想先对整本书做个总结，这样你就能清楚地知道讨论的方向。后面的章节是对科学事实的详细阐述,因此,这几段是想让你对本书的整体有所了解。我希望这能清楚地传达本书的中心思想,即精神/心理疾病是常见的、真实的、严重的,而且是可以治疗的。

第一章"何为精神疾病?"。本书是关于精神疾病的。我说的精神疾病指的是什么?我说的精神疾病是一种医学疾病,与其他医学疾病类似,而且精神疾病也是心理疾病。虽然我们通过心理症状来识别精神疾病,但精神疾病也具有医学疾病的所有特征。精神疾病是主要影响心理功能的医学疾病。因此,当我们维持正常情绪所需的身体部位生病时,我们可能会患上情绪障碍,比如重度抑郁症或双相情感障碍。或者,如果我们维持正常记忆所需的身体部位生病了,我们就会出现记忆障碍,比如阿尔茨海默病等。

第二章"精神疾病很普遍"。为什么要关注精神疾病?精神疾病与你有关,因为它与我们每个人都息息相关。就个人而言,精神疾病会直接或间接地影响到你。我们是怎么知道的?针对美国人进行的几项大型详细研究发现,精神疾病的发病率高得惊人。每年大约有四分之一的人患精神疾病,而一半以上的人终生都会患这种疾病。一半的美国人在人生的某个阶段都会患精神疾病。从统计学上来说,要么你自己会受到精神疾病的影响,要么你所爱之人会受到影响。因此,精神疾病是通过你所爱之人间接地影响你,或者因为自己罹患精神疾病而直接影响你。

第三章"精神疾病是神话吗?"。怎么会有那么多人患精神疾病呢?有些人不相信精神疾病这么普遍,包括医生、大学教授,甚至精神科医生和心理工作者。他们认为,这些研究中的如此之高的发病率不可能是真实的,因为精神疾病不是真实存在的。他们中的一些人不相信精神疾病是一种生理疾病。另一些人则认为，我们根本不知道精神疾病在医学上是否真实存在，并指责医生编造了符合他们自己那套理论的精神疾病定义。最后，一些人认为，虽然某些精神疾病可能是真实存在的，但医生在没有太多理由的情况下对患者进行了过度诊断和过度用药。但是，他们都认为精神/心理健康护理缺乏医学基础和科学基础。

第四章"精神疾病是真实存在的"。我们怎么知道精神疾病在医学上是真实存在的？因为科学研究是清楚明确的。我们的很多科学研究记录了精神疾病的生物学事实：遗传学研究表明，精神疾病的风险在生理上是代代相传的；脑部扫描研究显示，在精神疾病发作期间，患者的大脑功能出现了紊乱和退化；我们的研究表明，在患精神疾病期间，患者的激素和大脑递质会发生变化；其他研究表明，患者的身体炎症和大脑炎症同时增加。这些都是有可信的研究证据的，而且有很多。

第五章"精神疾病是严重的"。还有一种方法可以证明精神疾病是真实存在的。我们可以证明，精神疾病具有医学疾病的所有真实后果。根据第五章的事实可以得出结论：精神疾病是严重的。为什么我们害怕医学疾病？因为我们害怕死亡、残疾和健康恶化。死亡、残疾和健康恶化这三种后果，在精神疾病中与其他类型的医学疾病一样普遍。例如，自杀（精神疾病导致的突然死亡）是18~65岁美国成年人的第四大死亡原因。与其他疾病相比，在精神疾病致残患者身上，人们耗费的照护时间更多。最后，精神疾病会对我们的身体造成损耗，增加我们患心脏病和其他慢性疾病的风险。

第六章"精神疾病不是谁的错"。精神疾病对谁来说都是坏事，但也有其好的一面。没有人应该为精神疾病负责，这不是父母、心理健康专业人员的错，也不是患者的错。为什么这很重要？好几个世纪以来，精神疾病患者及其家人一直受到指责、羞辱和虐待。大多数与精神疾病打交道的人，都遭受过羞辱和误解。因此，不责怪任何人非常重要。了解精神疾病的真正原因会更好，特别是因为许多精神疾病的根本原因很简单，即遗传加上压力。

第七章"精神疾病是可治疗的"。我们大家都知道有治疗精神疾病的方法，但几乎没人知道这些方法的有效性。我们大家都知道精神疾病通常无法治愈，但我们忘记了高血压、糖尿病、心脏病或其他大多数慢性疾病通常也无法治愈。但是，所有这些疾病都是可以通过治疗缓解的。事实证明，精神疾病的治疗效果通常与其他慢性疾病的治疗效果一样好。治疗精神疾病的药物可能与治疗其他疾病的药物一样有效。除了药物之外，我们还有经过研究证实有效的其他疗法，比如谈话疗法和社会支持。

第八章"精神疾病是我们的老师"。精神疾病怎么会是我们的老师呢？精神疾病通常开始于生命的早期，即青少年期或成年初期。作为年轻人，面对慢性疾病和生活限制是极其痛苦的。但是，他们在真正面对疾病和生活局限的同时，会发展出他们在这个时期所需的深层智慧。尽管有痛苦和挫折，但他们已经学会了如何以自己的方式接受生活，并在生活中找到意义和满足。这是对人类处境的深刻理解，我们都应该好好倾听并从中学习，因为精神疾病只是人类处境的另一部分，与疾病、衰老和死亡一样。

收场白"团结的愿景"。精神疾病影响着我们每个人。西格蒙德·弗洛伊德患有精神疾病，而且历史上有许多著名的精神病学家和心理学家也患有精神疾病。我们为什么要记住这些呢？我们应该记住，精神疾病患者和其他人之间真的没有区别。"他们"不是单独的一类人。医生、家人、精神疾病患者以及爱心人士，我们都在同一艘船上，我们越早意识到这点，这艘船就会越早朝着正确的方向前进。

本书的重点是什么？是你或你所爱之人可能曾经患有或现在患有精神疾病。如果你或你所爱之人患有精神疾病，那你对下面这些事实肯定有清楚的认识和深刻的体会：

· 精神疾病很常见：你并不是一个人在战斗。
· 精神疾病是真实存在的：这不是你编造出来的。
· 精神疾病是严重的：这并不是因为你性格懦弱。
· 精神疾病不是任何人的错：你不应该受到责备。
· 精神疾病是可以治疗的：治疗可以让多方面获益。

▶第一章

何为精神疾病？

片面的观点：

精神疾病是心理疾病，或是生理疾病。

全部的真相：

精神疾病既是心理疾病，也是生理疾病。

本章要点

· 精神疾病是一种医学疾病。

· 医学疾病是身体机能障碍导致的痛苦。

· 精神疾病是一种主要通过精神症状表现
  出来的疾病。

· 所有的精神症状都与大脑活动有关。

· 由于大脑是宇宙中最复杂的物体，因此，精神
  疾病极为复杂，难以透彻地理解。

本章导言

人们通常对定义很厌烦，事实也确实如此。没人喜欢讨论心理问题和精神疾病的本质这类抽象又复杂的问题。但是，人们普遍对精神／心理疾病有许多误解，我们作为宣教者，如果事先没有做一些基本的澄清，那就不要冒昧地谈论这个话题。有些人认为精神疾病只是指诸如精神分裂症等重型的致残疾病，在他们的印象里，精神疾病患者都蓬头垢面、无家可归、四处流浪。还有一些人认为，精神／心理疾病就是那些使人们的正常悲伤情绪演变成抑郁症，使正常的精神紧张演变成焦虑症的各种精神压力和内心伤痛。因此，在开始精神疾病的讨论之前，我们必须先简要地阐明正在谈论的内容是什么。

最重要的澄清有两点：**第一，精神疾病肯定是生理学和生物学上的医学疾病**。这是指所有医学疾病的特征都是生理机能障碍，而不仅仅是心理痛苦或心理功能问题。**第二，精神疾病肯定是心理和精神上的疾病**。精神疾病主要表现为心理功能的改变。因此，我们开始就可以先阐明这个基本观点——就精神疾病及其治疗而言，生理学和心理学之间并没有区别。精神疾病既具有生理学的特性，也具有心理学的特性。它们之间既不是相互排斥的关系，也不是相互竞争的关系。

这种整体论的最简洁形式就是生物－心理－社会模式，我们也可以称其为生物－心理－社会－精神模式。这个模式非常直观明了，可以让普通人迅速明白，我们不是在介绍什么简化论。请注意，我在这里并不是把生物－心理－社会模式作为范例或概念框架。我用它来帮助记忆，来提醒我和读者朋友——人实际上有多个层面，而且越来越复杂，所有这些层面都与理解心理问题和精神疾病有关。换句话说，我采用的是我所认同的精神病学和神经科学中关于人性的普遍共识：在心理和社会层面，人类的体验实际上具有生物属性，但它们非常复杂，以至于我们目前无法用简明一致的生物学术语来进行描述。同时，这些更高层面的复杂性与精神疾病的诱发和缓解都有因果关系。因此，要想理解精神疾病并对其进行治疗，考虑生理、心理和社会因素都是真实而必要的（Kendler，2005）。

对大脑心怀敬畏

精神疾病会对我们的大脑造成很大损害，而人类的大脑是物质世界中最复杂的物体。在宇宙中，再也找不到比我们的大脑更具有高度协调性或广泛组织性的物体了。我们的大脑由大约 1 000 亿个神经元组成（Herculano-Houzel，2009），每个神经元都连接着 10~30 000 个其他神经元（Megías et al.，2001）。每个神经细胞（至少在大脑皮层表面）平均连接着 7 000 个其他神经细胞（Drachman，2005），这使得大脑神经元之间可能有 0.5 万亿 ~1 万亿个连接。我们可以提出这样的假设：人类大脑神经元之间的连接状态可能比宇宙中的原子还多（Edelman，1992）。人类的大脑没有真正的竞争对手，它是已知宇宙中的王者。

这是一本关于人类大脑的书，但内容又不仅限于人类大脑。作为人，大脑是我们的控制中心，但它并不决定我们的全部。大脑与我们身体的每个系统、内在心理世界以及外在环境，都是紧密相连的。身体并不只是大脑的物质载体，所有这些复杂性都可能是精神疾病的成因。

就人类大脑本身而言，其复杂程度是超乎想象的。我们的大脑有1 000亿个协调配合、永不停息地工作的"活动部件"，对此，我们应该心存敬畏。正是因为人体有了这数以万亿计的神经连接，我们才能一边走路一边嚼口香糖！走路不是很轻松容易吗？如果你认为行走很容易，那你去问问机器人工程师，他们呕心沥血地进行了几十年的研究，都还没能制造出能够像人类一样行走的机器人（Walker，2019）（见图1-1）。

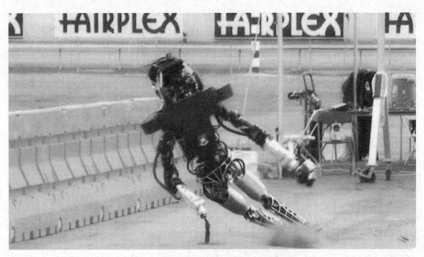

图1-1 行走——看着容易做着难

来源：截图来自"DARPA：2015年6月6日DARPA机器人挑战赛决赛：庆祝冒险"视频。可参见：https://archive.darpa.mil/roboticschallenge/gallery-all.html。查阅日期：2020年7月22日。

由于精神疾病所涉及的心理功能比行走复杂得多，因此我们不应该认为心理功能问题在生活中很不常见。心理问题很常见，但它不是懦弱的表现。相反，它是人类大脑高度复杂的标志。人类大脑有数以万亿计的神经连接，所以大脑偶尔发生故障也就不足为奇了。大脑这个器官如此复杂精密，因此我们不该强求它永远不出问题。身体的每个器官都可能出现故障。器官越复杂，出问题的可能性就越大。大脑是人体中最复杂的器官，因此与其他器官相比，大脑发生故障的方式更多。

什么是医学疾病？

当大脑发生故障时，人就会出现精神／心理疾病。但是，大脑只是身体众多器官中的一个，精神／心理疾病也只是众多医学疾病中的一种。因此，在定义精神／心理疾病之前，我们需要先谈谈医学疾病。**医学疾病（medical illness）是一种会引起痛苦的身体机能异常。**因此，医学疾病分为两部分，功能障碍（dysfunction）和损伤（harm）（Wakefield，2007），有时也叫作疾病（disease）和身体不适（illness）（Boyd，2000）。疾病属于身体功能障碍——身体没有按照它应有的方式工作。痛苦（distress），即身体不适或损伤，是指不舒服的体验，通常包括疼痛（suffering）和身体不能正常工作；也就是说，感觉不舒服而且不能做平常"能"做的那些事。在此，我们用"身体不适（illness）"代表功能障碍（dysfunction）和痛苦（distress）。例如，当你感染了流感病毒，病毒入侵身体并扰乱了你的呼吸系统（功能障碍），你会发烧、感到疼痛、感到疲倦、无法下床（痛苦）。精神/心理疾病是一种生理疾病，因此也包括身体功能障碍和痛苦感受。

什么是精神疾病？

精神疾病（mental illness）和其他任何类型的疾病一样，是一种医学疾病（Wakefield，1992）。精神疾病涉及的身体功能障碍和痛苦，与其他类型的疾病一样多（见第四章和第五章）。它与其他疾病只有一个不同之处，**即精神疾病主要影响心理功能**。更准确地说，精神疾病是一种医学疾病，主要影响大脑中负责心理功能的区域。例如，当我们维持正常情绪的脑区生病时，我们可能会患上情绪障碍，如重度抑郁症或双相情感障碍。或者，当我们维持正常恐惧的脑区生病时，我们可能会患上焦虑症，比如恐慌发作或创伤后应激障碍（PTSD）。当我们维持正常记忆的脑区生病时，我们可能会患上诸如阿尔茨海默病等记忆障碍。图1-2列出了常见的精神疾病。

和医学疾病一样，精神疾病既要有身体机能异常，也要有痛苦体验——即感到非常痛苦和/或身体不能正常工作。简而言之，精神疾病意味着大脑无法正常运作，我们要么感觉不舒服，要么不能做我们平常"能"做的那些事。例如，患重度抑郁症的人，内心感到非常痛苦，而且无法做诸如起床或洗澡等事情。最后，精神疾病之所以属于心理健康范畴，是因为它本身就涉及大脑。

它影响我们正常感知世界、思考、感觉、决定和行动的方式；至少大脑的某些功能会受到精神疾病的影响。因此，精神疾病涉及医学疾病的所有方面，除此之外，精神疾病还会影响我们的心理功能。

精神病	情绪障碍	焦虑障碍	物质使用障碍
□精神分裂症 □分裂情感性障碍	□抑郁症 □双相情感障碍 （躁郁症）	□广泛性焦虑障碍 □惊恐障碍 □社交焦虑障碍	□酒精使用障碍 □阿片类物质使用障碍
神经发育障碍	创伤相关疾病	强迫性及相关疾病	神经认知障碍
□自闭症谱系障碍 □智力障碍	□创伤后应激障碍 □分离性身份障碍	□囤积症 □强迫症	□谵妄 □阿尔茨海默病引起的神经认知障碍

图 1-2　常见的精神疾病 *

* 这里列举了常见的一些精神疾病。更多内容请参见：《精神疾病诊断和统计手册》第 5 版（DSM，美国精神医学学会，2013）。

心理疾病还是生理疾病？

几个世纪以来，人们一直在争论精神疾病的本质。总有一些人认为，精神疾病属于生理疾病；而另一些人则认为，精神疾病属于心理疾病。现在，我们终于有了一个明确的答案：精神疾病既是心理疾病，也是生理疾病。在后面的章节中，我们将对此进行详细阐述，但重要的是，我们大家都要彻底摆脱非此即彼的心态。我们人类既是精神层面的存在，也是客观的肉体存在。思想是精神的，但大脑是物质的。作为人，意味着两者兼具；也就是说，作为人，我们就具有这些机能。当疾病影响我们的心理功能时，它同时也会影响我们的肉身。不具备这两点的疾病就不是精神疾病。幸运的是，"精神疾病"这个名称已经包含了所有这些意思：精神疾病是心理疾病，会影响我们的非肉体部分；精神疾病也是生理疾病，会影响我们的肉体部分。

人是什么？

认识到精神疾病既是心理疾病也是生理疾病，只会带来一个更深层次的问题：人类如何既是精神层面的存在，也是客观的肉体存在？"我"住在身体这副躯壳里，这副躯壳就是"我"，怎么可能在"我"内心里有别人看不到或感觉不到的思维、情感和想法？现在，经过几个世纪的争论和科学研究，我们终于有了答案——哲学家、脑科学家、心理学家和精神病学家普遍认为，我们对此尚不清楚。我们不知道人类如何既是精神层面的存在，也是客观的肉体存在。我们只知道人类既是精神层面的存在，也是客观的肉体存在；而且精神和身体是紧密地交织在一起的。我们的脑细胞、神经递质、激素、免疫系统，甚至肠道细菌，都影响着我们的心理状态。同时，我们的想法、心态习惯、情感以及感知世界的方式，深深地影响着我们的身体，包括我们的激素、免疫系统，甚至我们的肠道菌群。心理会影响身体，而身体也会影响心理。对此，我们有了清晰的认识，虽然我们还不清楚这背后的作用机制。

心理和生理不再被视为相互排斥的关系。我们不再说"这是心理上的问题,所以不是身体上的问题"。相反,我们说心理和身体(或心智和大脑)是同一事物的两面。它们二者相互影响,相互促进。它们是共进退的好伙伴,而不是竞争对手。因此,现在当我们发现可以用药物治疗精神/心理疾病时,我们不会说:"啊哈!药物和生物疗法有效,所以谈话疗法(Talk therapy)和心理治疗无效!"事实证明,这些药物具有生理和心理双重作用,就像谈话疗法具有心理和生理双重疗效一样(见第七章)。心理影响身体,而身体也会影响心理。更准确地说,心理/身体是同一事物的两个方面(Kendler,2005)。

综上所述,让我们更接近这个问题,即"它对人类意味着什么"。人有诸多不同的方面。心理和身体是我们的两个方面,但它们不是我们的全部。我们不只是一个个有血有肉的人,也不只是一个个有思想有灵魂的人。一个人有多少维度或方面?说有多少,就有多少。但是,为了更好地理解心理健康,我们通常将人的四个方面命名为生物层面、心理层面、社会层面和精神层面,有时称为生物–心理–社会–精神模式(Engel,1980;Hiatt,1986)。

为什么我们要把社会因素和精神因素包括进来?因为这两个因素也深刻地影响着我们的身心健康。例如,科学研究表明,社会支持是促进身心健康的一个重要因素。因此,缺乏社会支持对身体健康的危害,似乎与吸烟一样严重(见第七章)。精神因素也影响我们的身心健康。例如,冥想或参加宗教活动等精神实践,与更好的免疫功能、更低的炎症水平和更长寿、更健康的生活相关(见第七章)。

关于生物－心理－社会－精神模式，还有一点需要说明，即生活的这四个方面并不是构成一个人的全部。相反，当我们看待一个人时，我们看到的是他的诸多不同方面。我们根本无法将精神与身体分开，或将社会因素与心理因素分开。因此，我们可以这样定义人：**人具有生物、心理、社会和精神维度。**

这些因素与疾病有什么关系呢？首先，如果我们不再需要判定精神疾病属于心理疾病还是生理疾病，那我们就不再需要争论是否应该使用药物等物理方法治疗精神疾病了。对于惊恐障碍等心理疾病，很多人对服用药物感到愧疚，认为这是一种懦弱的表现——这就是说，心理强大的人可以简单地通过控制自己的想法，而不让自己患焦虑症。反过来，这也就是说，焦虑症这类精神疾病不是身体疾病。如果想法只是心理层面的，那我们应该能够控制它们。但是，通过服用药物降低血压或治疗耳部感染，大多数人不会感到愧疚，也不会认为这是一种软弱的表现，因为这些都是生理疾病。我们并不期望通过心智（mind）来完全控制身体，而且对于使用药物治疗生理疾病，我们觉得很正常、合理。因此，如果精神疾病既是生理疾病也是心理疾病，那么对于精神疾病的生理部分，就可以很简单地通过服药进行治疗，我们无须为此感到愧疚。

其次，如果精神疾病既是生理疾病也是心理疾病，那么经过科学论证的心理疗法（如谈话疗法）也是合适的。如果谁患了精神疾病，那么他接受心理治疗不应该是个煎熬的过程。谈话疗法不是心理呓语，我稍后会列举一些证据。我们还将看到，有科学证据支持的社会治疗（如匿名戒酒者协会）疗效强大，甚至灵性实践（spiritual practices）也能使身心获益（见第七章）。为什么会这样？

因为人类是集心理、生理、社会和精神于一体的，这些因素都与精神疾病相关，而且这些因素之间相互影响。所有这些因素都与精神疾病相关，都会对心理健康产生影响（Kendler，2005；Walter，2013）。

长期以来，精神医学分为两个阵营，一个阵营认为精神疾病是生理疾病，另一个阵营认为精神疾病是心理疾病（Carlat，2010；Luhrmann，2001）。前者认为，药物是最合适的治疗方法，而谈话疗法可能疗效甚微。后者则认为，谈话疗法才是合适的治疗方法，药物治疗可能是有害的，甚至是不必要的。同样，精神医学专业外的一些批评人士认为，精神/心理疾病只是一种"社会建构"，是精神病学家和心理学家编造出来的，并没有反映精神/心理疾病的生理和心理现实（Scheff，1966）。他们认为，在其他文化中可能没有所谓的精神/心理疾病，因为他们对"与众不同"或"离经叛道"的人，有不同的文化理解。甚至还有些精神医学专业外的人认为，根本不存在所谓的精神/心理疾病，因为精神/心理疾病的症状反映的全都是精神信仰问题（spiritual problems）——有的人是因为恶魔附身，有的人是因为缺乏信仰（Koenig，2000；Stanford，2012）。

坚持认为精神疾病只是生理疾病，或只是心理疾病，或只是社会疾病，或只是精神信仰问题的认识，都是错误而片面的。精神疾病是"以上所有因素"的综合，因为人就涉及所有这些方面。精神疾病涉及人的方方面面，治疗也是如此。让人欣慰的是，对于心理健康的这种严重分歧终于结束了（Kandel，1998）。对于这些问题的无休止、毫无结果的争辩，也结束了。这些争辩会让精神疾病患者（及其家人）感到困惑和沮丧、气馁，这样的日子也结束了。这样的日子已经一去不复返了。何出此言？有科学研究为据。接下来，我们将介绍精神／心理疾病的科学研究证据。

宣教建议

· 从一开始就对你的听众或谈话伙伴表现出尊重，这是很重要的。作为心理健康或医学专业人员，你具有丰富的专业知识，但患者、患者家属以及那些长期开展宣教工作的人员，对这些疾病也有深刻的认识。从一开始就承认这点，对你们结成联盟有很大帮助。

· 多用幻灯片等视觉辅助工具。尽量少用文字，多用图片。不仅要有图表，还要有与内容相关的说明性的、引人入胜的图片。有趣、可爱的图片，给人的印象会很深刻。记住，你并不是为了传达更多信息，而是要把听众吸引过来，给他们激励。

· 在简短的讨论中，或技术性不强的讨论中，少花时间讨论定义。例如，你可以将精神疾病定义为"引起心理症状的那些医学疾病"，举几个例子，然后继续后面的讨论。

· 实际上，你可以只用专业名词和术语来引导听众，而不必给出准确的定义，也无须使用定义和概念来进行证明。例如，将精神疾病定义为"既是心理疾病，也是生理疾病"可以避免误解，而不是去证明精神疾病的心理和生理双重属性——只有科学证据才能证明。

· 关于"人类意识"，目前还没有普遍接受的科学理论。也就是说，你不必绞尽脑汁苦苦寻找。但是，理解精神疾病及其治疗方法，确实需要对"大脑和心智是一枚硬币的两面"这个理念有一定程度的认识。

· 虽然坚持"精神疾病确实具有心理和生理属性，而且这二者不是相互竞争的关系"非常重要，但你也可以兼容并蓄地将那些追求宗教信仰（灵魂不朽）、认同生物还原论[1]（更准确地说，副现象论[2]）以及那些认同社会建构论的人对精神疾病的不同观点包容进来。

---

1. 生物还原论（biological reductionism）把生命过程分解、还原为简单的元素，认为复杂的生命活动最终可以用最简单的物理、化学语言来解释。——译注
2. 副现象论（epiphenomenalism）认为心理事件是由大脑中的生理事件引起的，但对任何生理事件都没有影响。可参见：https://plato.stanford.edu/entries/epiphenomenalism/ 了解更多。——译注

▶ 第二章
精神疾病很普遍

片面的观点：

精神疾病影响着很多人。

全部的真相：

精神疾病影响着每个人。

本章要点

· 每年约有四分之一的美国人患精神疾病。

· 大约一半的美国人在一生中患过精神疾病。

· 在任何一年里，患精神疾病的人都多于患流感的人。

· 在你一生中，患精神疾病的概率与你生而为女性（或男性）的概率大致相同。

· 精神疾病直接或间接地通过所爱之人影响每个人。

· 情绪障碍、焦虑症和物质使用障碍是最常见的精神疾病。

· 精神分裂症等疾病是最严重的致残性精神疾病。

本章导言

关于精神疾病，最重要的事实是它影响着我们每个人。作为宣教者，如果我们将这一现实传递给公众，那么心理健康的政策和社会考量将彻底改变。很快，精神/心理健康护理的二等地位就会改变。精神疾病是关乎每个人的问题，事实确实如此。但是，一般陈述无法表达这一事实的紧迫性。只有当人们意识到自己的很多熟人在一生中都会患精神疾病时，才会觉得心理健康很重要。只有当人们意识到自己的家人、朋友和亲密同事都受到精神/心理疾病影响时，才会发现心理健康很重要。只有当心理问题成为"我们"的问题而不仅仅是"别人"的问题时，我们才能体会到心理健康确实很重要。

让人高兴的是，我们有科学证据证明精神疾病非常普遍。美国精神疾病的流行病学研究相对比较发达。通过 20 世纪 80 年代流行病学的研究（Regier et al., 1984）以及本章的其他研究文献，我们对美国的精神疾病有了非常清晰准确的认识。这些研究涉及成千上万的被试者、有效的筛查和诊断仪器、广泛深入的访谈，以及专家团队的仔细评估。他们一致认为，每年都有数目庞大的人群罹患严重的精神疾病，各个阶层的人都有。

最后一点我认为非常重要，即人们经常反复提到，每年有五分之一的美国人遭受精神疾病的折磨，这个估计可能过于保守，相对准确的数据应该是四分之一。我认为，五分之一这个数字来自美国药物滥用和精神健康服务管理局（SAMHSA）的大型年度调查。但是，在这项研究中，物质使用障碍（包括药物滥用，还有酒精、咖啡因、吸入剂等使用的问题）与精神障碍是分开报告的。如果我们将这两类疾病合并（将物质使用障碍视为精神疾病），那么在任何给定的年份中，大约都有 24% 的人患有精神疾病，这与美国全国共病调查的结果（见表 2-1）一致。每年有四分之一的人患精神疾病，无论以哪种标准来看，精神疾病都很普遍。鉴于其背后的研究数量、规模和质量，这一论断可能是所有精神病学中最站得住脚的。对此，我们不应该遮遮掩掩。

保守自己的健康秘密

我们生而为人，都想把自己最好的一面展现出来。我们那些"常言道"已经得到了社会心理学家的证实，即我们希望别人看到的我们是优秀能干的，而且我们努力展示自己优秀能干的这一面（Greenwald，1980；Leary，2019）。这样的努力，我们经常在社交媒体软件上看到——人们晒他们取得的巨大成功、晒孩子获得的成就、晒他们美好的人际关系、晒他们的美貌、晒他们的财富、晒他们的社交生活。他们每天都在不停地晒，有时就像公司打广告那样宣传自己。如果你现在打开社交媒体软件，你会发现有个朋友刚刚吃完他这辈子吃过的最美味的早餐！有个朋友正在向你展示她的丈夫有多么爱她！有个朋友的孩子刚从哈佛大学毕业了！还有个熟人在晒他夏威夷梦幻假期的照片。

我们都希望自己有魅力，都想要别人喜欢我们、欣赏我们。我们中的有些人只是比其他人表现得更明显。另外，我们每个人都会因为自己的失败或弱点而感到难堪，其中大多数人会想方设法地把它们隐藏起来，不让自己和别人知道。这就是人性。因此，大多数人不会四处宣扬他们最近的精神疾病诊疗经历，这也就不足为奇了。大多数人不会在社交媒体上发布自杀消息（虽然有部分人会），也不会在胸前挂着一块写有"抱抱我，我有精神疾病"的牌子四处溜达。我们从没看到过谁在简历上写"战胜了重度抑郁症"，也从来没有见过"抗击精神分裂症最佳个人"这样的年度人物奖。毕竟，精神疾病往往让人感觉像是个软肋（Kaiser Permanente，2018），虽然社会文化对精神疾病的接受度在不断提高，但污名化和病耻感仍然存在（Parcesepe and Cabassa，2013）。事实上，人们不公开谈论精神疾病带来的痛苦、挣扎和失望，这并没有什么错。健康问题属于个人隐私，没有人应该因为没有公开这些信息而感到内疚；是否公开自己的健康信息，这是每个人的自由。

由于人们很少谈论自己的健康，因此我们不能直接感受到精神疾病有多常见，或多罕见。那些没患过精神疾病的人，可能认为精神疾病很罕见，认为心理健康问题是例外而不是普遍现象，他们的这种模糊情感印象是可以原谅的。即使你知道精神疾病很常见，你可能也不会发现它给你周围的人带来了什么巨大影响。毕竟，在社交媒体上发帖的人看上去过得还不错。而且，你经常遇到的那些人可能也不会谈论太多有关精神疾病的话题。因此，精神疾病最终影响到的是其他人，而不是你周围的人。如果你自己没患过精神疾病，那么受精神疾病症状影响的就是与你不同的"那些人"，而不是生活中的"我们这些人"。

对于那些正患有精神疾病的人来说，情况甚至更令人困惑。如果你或你的家人患有精神疾病，你很快就会感到孤立和自卑，就好像你在人生赛场上失败了、落后了。根据个人经验，我可以对很多身处这般境地的人说同样的话：甚至想都不用想，你就会竭力避免让别人知道你患有精神疾病。当人们问你过得怎么样，你强挤出笑容应一句"我过得很好"之后，就转移到了另一个话题。为了你爱的人，或者为了你自己，每天 24 小时你都在隐藏悲伤和痛苦。人们问你怎么了，你会说"我今天只是累了"。但是，当你不感到害怕的时候，你的心已经死了。这种情况下，你不可能还感觉自己很好。相反，你只是不希望有人看出你的生活以及健康出了什么问题。精神疾病使人们感觉自己好像处于生活的边缘，而其他人却在激情生活的中心。它让人感到自卑、被人冷落、痛苦，甚至觉得自己是下等人。所有这些都让人觉得，其他人在生活中都做得很好，都取得了成就，唯独患有心理健康问题的你不是。这也让人觉得，没有多少人患有精神疾病，即使你知道事实并非如此。

因此，如果你患有精神疾病，你就会觉得患这种病的人很少；如果你没患精神疾病，你就更会觉得患这种病的人很少。不管怎样，你都觉得精神疾病不常见。但是，我们的感觉与实际情况并不相符。我们知道很多人都有心理健康问题。因此，让我们看看科学数据是怎么说的，看看到底有多少人患有精神疾病。

精神疾病有多普遍？

终生患病率

精神疾病就像挡在患者与外界之间的高墙，被挡在墙内的人感到极度孤独。但奇怪的是，如果你在有生之年患有精神疾病，那你并不属于少数。你绝不是孤单的一个人，而是有无数人陪伴着你。事实上，精神疾病的终生患病率是如此之高，几乎相当于美国人口的一半（见表 2-1 和图 2-1）；令人震惊的是，46%~50% 的美国人已经患过某种精神疾病，超过一半（55%）的人会在人生某个时候患上精神疾病（Kessler et al., 2007）。虽然很难想象精神疾病是如此普遍，但这一事实是科学可靠的，有充分的依据。因此，如果你什么都记不住的话，就请记住这一点，即**在人的一生中，有一半的人受到精神疾病的直接影响。**

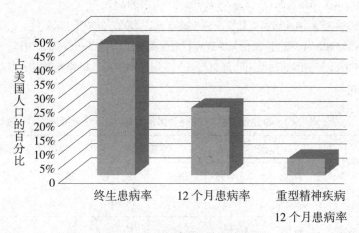

图 2-1　精神疾病的流行情况

来源：数据来自美国国家共病调查复核（Kessler et al., 2005a, 2005b）。

如果仔细分析这些数据，我们会发现焦虑症、情绪障碍和物质使用障碍都很常见（见表 2-2）。在人生的某个阶段，大约五分之一的人患有情绪障碍（如重度抑郁症），四分之一的人患有物质使用障碍或焦虑症。（下次你在等候办事的时候，不妨数一数房间里的人数，算算有多少人存在这些问题。）另外，涉及精神病（psychosis）的疾病不那么常见，但通常更容易致残。精神病是

表 2-1　美国精神疾病患者的人口比例（根据全国大型研究报告）

研究	12 个月患病率	终生患病率	重型精神疾病 12 个月患病率	成人受访者人数
NCS	49.7%	30.9%	—	8 098
NCS–R	46.4%	26.2%	5.8%	9 282
NESARC	—			3 4653
NSDUH		24.0%	4.5%	50 999

注：NCS= 全国共病调查（Kessler et al.，1994，1997）；

　　NCS–R= 全国共病调查复核（Kessler et al.，2005a，2005b）；

　　NESARC= 全国酒精及相关疾病流行病学调查（Hasin and Grant，2015）；

　　NSDUH= 全国药物使用和健康调查（美国药物滥用和精神健康服务管理局，2018a）。

表 2-2　常见精神疾病的终生患病率和 12 个月患病率

研究	焦虑症		情绪障碍		物质使用障碍	
	终生	12 个月	终生	12 个月	终生	12 个月
NCS	19.2%	11.8%	14.7%	8.5%	35.4%	16.1%
NCS–R	28.8%	18.1%	20.8%	19.5%	14.6%	3.8%
NESARC	23.6%	15.6%	17.6%	8.1%	32.3%	9.4%
NSDUH	—	—	—	7.1%[1]	—	7.7%

注：NCS= 全国共病调查（Kessler et al.，1994，1997）；

　　NCS–R= 全国共病调查复核（Kessler et al.，2005a，2005b）；

　　NESARC= 全国酒精及相关疾病流行病学调查（Hasin and Grant，2015）；

　　NSDUH= 全国药物使用和健康调查（美国药物滥用和精神健康服务管理局，2018a）；

---

1. 只有重度抑郁症，无其他情绪障碍。

一种大脑功能障碍，使人无法区分现实与非现实，并出现幻觉等症状——看到别人看不到的东西或听到别人听不到的声音。大约3.5%的人在他们人生的某个时候患过精神病，大约1%的人患有精神分裂症，这是一种毁灭性的、致残率很高的疾病（Perälä et al., 2007）。相较于一些精神疾病，精神分裂症和重型精神障碍不是那么常见，但它们是导致长期残疾的重要医学原因。

当然，这些患病率并不意味着美国现在有一半的人口患有精神疾病，也并不表示一半的人经常生病，或者一半的人因精神疾病而致残。当人们听到精神疾病时，许多人想到的是最严重、持续时间最长的那几种精神疾病，他们无法相信全国有一半的人会受到这些疾病的影响，这是可以理解的。事实上，有一半的人没有因精神疾病而致残，或被精神疾病缠身。许多人有轻微的精神疾病，并且没有进行任何治疗就熬过去了，就像他们遭受的背痛或头痛那样。在一生中，我们可能会患各种精神疾病，包括中年期患几个月的严重抑郁症，或青年期患一年的酗酒问题（酒精使用障碍）。有时我们患了精神疾病，过了几个月就好了，然后再也没有复发。所以，这么高的患病率（50%）反映的是患各种精神疾病的终生风险，而不是当前有多少人患有这些疾病。

这些高患病率说明了什么？其实意思很简单，表示精神疾病影响着我们每个人。精神/心理障碍直接影响一半的人，间接影响每个人。这在统计学上是确定无疑的。由于有50%的人口受到精神疾病的影响，因此每个人身边都有精神疾病患者。每个人都有家人、亲朋好友或同事正在或已经受到精神疾病的影响。在你所爱的人之中，有人患有精神疾病。我怎么知道？因为说你不认识患有精神疾病的人，在统计学上就相当于说你不认识任何女人或男人。你肯定认识某个患有精神疾病的人，只是你可能没太注意。你可能不知道别人是否患有精神疾病，因为大多数人不会告诉你这些，而你自己看是看不出来的。但是，在你认识的人和你所爱之人中，肯定有人患有精神疾病——可能是你的家人，也可能是你的朋友。由于受到精神疾病影响的人有一半之多，因此也就可以说它影响我们所有人。

精神疾病的这个高患病率，还传达了更多信息。它告诉我们，即使随便走进一个有人的房间，不管他们属于什么群体或健康状况如何，你都可以肯定这些人与精神疾病有关；走进一个挤满陌生人的房间，你可以肯定，他们也受到了精神疾病的影响。他们中有些人自己患过精神疾病，其他人与他们近距离接触后，也遭受了精神疾病带来的痛苦。每个人都受到精神疾病的影响，没有任何人群可以免于心理健康问题。所有民族、所有文化、所有国家和所有年龄段的男女，都受到精神疾病的影响，无论他们居住在农村还是城市，无论他们是富人还是穷人。某些最有权势的政治人物（Kennedy and Fried，2016；Shenk，2006）以及最成功的演员、作家和艺术家，都曾患过精神疾病（Jamison，1996）。某些公司高管（Dittmann，2005）以及医生、律师、工程师和科学家，也遭受过精神疾病的折磨。没有谁是例外。我认为，记住精神疾病的这一现实会对你我有激励作用——**精神疾病影响着我们所有人。**

年患病率

即使我们只看过去一年精神疾病的病例，那数字也很惊人：根据最严谨的调查，每年有24%~31%的美国人患精神疾病（见表2-1）。也就是说，大约每四个人中就有一个精神疾病患者。仅今年一年，你在街上或杂货店看到的每四个人中就有一个人在遭受精神疾病的折磨。

精神疾病有多普遍？让我们把它与普通的医学问题（比如流感）做个比较。在任何特定年份，有3%~20%的人会感染流感（美国疾病控制与预防中心，2019）。没有人想得流感，但大家都认为感染流感是件"正常的"或普通的事。在任何特定年份，患精神疾病的人都比患流感的人多。即使在流感肆虐的年份，患精神疾病的人也更多。这没什么好奇怪的。事实上，精神疾病发作并不是什么稀奇事，就像冬天得流感那么普遍。这是人类经常罹患的两种疾病。

同样，这并不是说今年有四分之一的人患有严重致残的精神疾病。严重致残的精神疾病患者人数，约占总人口的4%~6%。就像大多数患糖尿病或高血压的病例那样，大多数精神疾病患者为轻度到中度。很多医学疾病都不是严重疾病，而且大部分患者的病情都不严重，精神疾病也是如此。大约只有四分之一的精神疾病是严重疾病。虽然如此，每年仍有占总人口4%~6%的人因精神疾病而遭受严重的身体损害（见表2-1）。

目前，每二十个人中就有一人患有严重精神疾病。每年约有4%~6%的人患严重精神疾病（见表2-1）。这组数字非常重要，它反映了一个重大的公共卫生问题。我们怎么理解这组数字呢？实际上，美国 5 岁以下的人群大约占总人口的 6%（美国人口普查局，2020）。你有认识的小孩吗？我猜你肯定认识一些 5 岁以下的孩子。我敢说，无论你走到哪里，你都能看到 5 岁以下的孩子。你肯定认识患有严重精神疾病的人，即使你可能根本不知道他们患有精神疾病。但是，大约有 5% 的人患有严重精神疾病，因此这是一个关系到我们每个人的重大公共卫生危机，就像学龄前儿童的福利关系到我们每一个人那样。

关于这些统计数据，我还要补充一点：我们在公共宣传中听到的患病率一般是，每年有五分之一的人（总人口的 20%）患有精神疾病，而不是四分之一（25%）的人。虽然我对五分之一这个数字不持异议，但我认为四分之一是更准确的估计，有以下原因：五分之一这个数字来自美国政府每年进行的一项全国性研究（美国药物滥用和精神健康服务管理局，2018a）。2017 年的报告显示，18.9%的人患有"至少一种精神疾病"，在这个系列研究中，这一数字总是略低于每年总人口的 20%。这就是为什么许多公共宣传告诉我们，每年有五分之一的人患有精神疾病。然而，18.9%（至少一种精神疾病）这个数字，不包括只患有物质使用障碍而没有其他类型精神疾病的人；在 2017 年，这一比例为 4.2%（1 020 万人）。因此，将仅有物质使用障碍的患者（4.2%）与其他患者（18.9%）加起来，我们得到的总数为 24.1%，这就大约占总人口的四分之一，接近于其他大型全国性研究的结果（见表 2-1）。我认为，这是目前美国精神疾病发病率的最准确估计。

精神疾病更普遍了吗?

每两个人中就有一个人在一生中会遭受精神疾病的折磨。每年有四分之一的人可能会患上精神疾病。这组数字非常巨大,分别代表了超过 1.5 亿和 7 500 万的美国人。我们如何理解这组数字? 面对如此高的患病率,许多人开始怀疑精神疾病是不是一直都这么普遍。上几代人是否普遍患有精神疾病? 我们现在确实经常听到有人患精神 / 心理疾病的消息,而在过去我们却很少听到。在过去,人们肯定不会谈论自己或家人的心理健康问题。精神疾病的污名化是压倒性的,带来的病耻感太强烈了,人们无论如何都不会用自己的问题"加重"家人的负担。慢慢地,人们不再那么忌讳谈论精神疾病了,导致我们更难了解过去精神疾病的普遍程度了。

简洁的回答是,我们不知道精神疾病是否变得更普遍了。我们没有同样的工具来诊断和调查生活在前几代的人。近几十年来,一些研究人员发现了这种趋势,即重度抑郁症和自闭症的发病率比以前更高了(Hidaka,2012;Matson and Kozlowski,2011)。另外,由于他们的证据非常具有争议性,因此很多人对发病率的大幅上升持怀疑态度,这是可以理解的(Pies,2015)。

有人认为,精神疾病在前几年没有现在这么常见,对此,我并不确定。当然,在过去的一百年里,生活发生了翻天覆地的变化,因此一切皆有可能。但是,作为一名精神病学家,我听过的很多故事表明,人们的父母、祖父母甚至曾祖父母都患过精神疾病,只是当时大家不知道那就是精神疾病。例如,我认识一位女士,她的母亲心情不好了就自己待在房间里,一连好几个月都不出来,也不和任何人说话。我还认识一位男士，他的父亲情绪狂躁时就带着几瓶酒离家出走，别的什么都不带，到旅馆天天狂欢，最后陷入了抑郁。我认识许多人，他们不是有个无法工作的"疯叔叔"，就是有个从战场回来的精神失常的亲戚。所有这些故事中的主角可能都患有重型精神疾病，只是他们没有接受过精神疾病的诊断或治疗。事实上，大多数家庭成员之间甚至都从来不谈论这些问题。大象[1]就在房间里，每个人心里都知道不能谈论它。

这些故事只能把我们带回到大约 100 年前，那个时候的心理健康治疗已经比以前更普及了些。但是，在这之前呢？精神病学直到 19 世纪末才作为一门医学专业出现，同时期还出现了其他重要的医疗发明，比如手术麻醉，以及通过洗手避免感染。在此之前，生活是难以想象的。没有抗生素或其他有效药物，手术必须在没有麻醉的情况下进行。妇女经常死于分娩过程中，很多儿童根本活不到成年。在那个年代，经常爆发战争、瘟疫和饥荒，大多数人死于感染和营养不良。从医学上讲，那个年代的人生活在一个完全不同的世界——精神疾病可能不是那么重要，甚至我们今天关注的主要公共健康问题（心脏病、癌症和糖尿病）也不是最大的致死因素。随着我们生活条件的改变，这些慢性疾病变得更普遍了，也更重要了（Omran，1971）。精神疾病也可能就像这些慢性疾病那样，随着人们在现代环境中生活得越久，变得越来越普遍了（Keyes，2007）。因此，像糖尿病和心脏病一样，精神疾病现在可能比遥远的过去更普遍、更重要了。但是，我们对此并不确定。

---

1. 来自习语 elephant in the room，指目前存在或显而易见的棘手问题，但大家都不愿提及或讨论，或者故意装作不知道。——译注

从某种意义上说，近年来，精神疾病没有减少，这是很奇怪的——我们的国家和社会比历史上任何时期都更繁荣更安全，而且对于大多数人来说，生活也不像过去那么严酷了（Pinker，2012）。为什么压力和精神疾病没有随之减少呢？回想起我父母和祖父母的生活，我觉得我的生活比过去容易了很多。对于发达国家的人们来说，过去几个世纪里的那种残酷的体力劳动和极度贫困确实已经有所缓解。然而矛盾的是，生活变得更容易了，但压力反而更大了。虽然与我们的祖先相比，我们大多数人过得很轻松，但是生活节奏明显加快了很多。我们的大脑每天都会受到来自收音机、电视、电脑、智能手机、电话、广告、网络搜索、电子邮件、社交媒体、短信等的大量过度刺激，而且这些刺激源还在不断增多。相比上几代人，我们要处理的信息多了很多，但我们的大脑根本就不是为处理这些信息而生的。压力正在对我们的社会系统和神经系统造成损害，并且可能会导致我们出现精神疾病。根据大型调查和其他一些研究，有人有这样的发现。例如，美国的全国调查显示，自 2007 年智能手机问世以来，青少年（使用智能手机最多的人）越来越不快乐，越来越没有安全感，越来越抑郁，越来越有自杀倾向（Twenge et al.，2018）。总的来说，就是这些科技很容易让人上瘾，会降低我们的亲密感、联系感以及专注和享受生活的能力（Dwyer et al.，2018；Hughes and Burke，2018）；但是，这种说法还没有得到证实。社交媒体和互联网可能会（也可能不会）让我们更有压力、更不快乐，它们可能会（也可能不会）导致我们出现精神疾病。我们还不清楚这些科技会对我们的神经系统造成什么普遍影响。

不过，这点是确定的，即精神疾病很普遍，而且在不久的将来不会减少。新冠疫情大流行几乎给全球所有人的生活带来了一段时期的巨大压力、破坏和不确定性。大规模失业、经济问题和社会孤立，只会增加更多人患精神疾病的风险。成年人报告说他们经历了更多的焦虑和抑郁（Vindegaard and Benros，2020），儿童面临更高的教育问题和虐待风险（Fegert et al.，2020）。新冠疫情大流行对我们心理健康的影响可能会持续很多年，甚至几代人。因此，精神疾病不会减少，它将继续影响我们所有人。

发病率为什么这么高？

对于如此高的发病率，另一个常见反应是怀疑它们的真实性。真的有一半人在一生中罹患某种精神/心理疾病吗？每年真的有四分之一的人罹患精神疾病吗？我不批判大家对这些数据的怀疑态度，因为多年来我自己也是这样。当这些大型调查研究在 20 世纪 90 年代开始出现时，我对它们深表怀疑。我知道自己带有偏见，因为我和大家不同，我是一名精神病学家，而且曾经患过精神疾病。我几乎每天都接触到精神疾病，整天都在思考精神疾病。我知道我可能是错的，那时的我估计高达 20% 左右的人口可能会在一生中罹患精神疾病。随着这些研究的出炉，我发现结果比我预期的要严重得多，以至于多年来我都不太相信这组数据。需要进行大量的研究和背景调查，我才能相信他们公布的那些结果的真实性。

因此，这些研究可能严重高估了精神疾病的发病率。也许我们有这样一种倾向，即我们越是关注某个问题，发现的某个问题就越多。不停地问别人是否患有精神疾病，最后他们会不耐烦地说"有"。不断地告诉别人精神疾病很普遍，也许他们会认为自己患有精神疾病。话又说回来，也许最近这几代人的生活过得太容易了，也许我们没有前几代人那么坚强了，所以当我们感到现实生活有点困难、痛苦和疲惫时，我们就假设自己得了某种精神疾病。

当然，这些都是可能的。我们应该认真对待这些问题。如果我们对精神疾病不够重视，如果对此没有深刻的认识，那么对于那些真正患有精神疾病的人，我们就不会给予他们任何帮助。我们不应该把所有的悲伤都归因于抑郁症，也不应该把所有的担忧都归因于焦虑症。每个人都有压力（我们将在第六章讨论），但压力不是疾病。如果我们把正常的生活痛苦和压力视为疾病，我们就会怀疑那些被诊断出真正患有疾病的人。我们应该认识到，正常的压力不是疾病；因此，我们当然不应该给没有真正患病的人开精神药物或给予其他治疗。正如我的一位老师曾经说过的，药物治疗的是疾病，而不是问题。过度诊断和过度治疗会对健康人造成严重伤害，因此我们不应该太草率地下结论说某人患有精神疾病。相反，我们应该审慎思考公布的发病率到底有多可靠。

首先，如此之高的发病率令人震惊，但单凭这一点我们就应该怀疑它吗？有可能 50% 的人患同一种医学疾病吗？事实上，有很多疾病是非常普遍的（见图 2-2）。例如，90% 的美国人会在生命的某个阶段患上高血压。这些病例中的大多数病情轻微，但仍有 40% 的人出现中度至重度高血压（Vasan et al.，2002）。40% 的美国人会在生命的某个时候患上癌症（Howlader et al.，2020）。终生患心脏病的风险，男性约为50%，女性约为40%（Lloyd Jones et al.，2006）。相较于这些疾病，精神疾病的终生患病率并没有高得离谱，精神疾病和其他慢性病一样普遍。

如果我们更深入地研究，我们还可以评估提供这组数据的研究的质量。需要注意的是，这些调查的规模非常大，包含了成千上万的人，准确地说是8 000到50 000人。相比之下，传统的盖洛普民意调查的人数大约为1 000人。如果调查做得好、样本量足够大，可以将其当作准确的全国性调查。当然，只看调查人数是不够的，接受调查的人还必须具有足够的代表性。和那些做得很好的调查一样，这些研究的调查对象准确地代表了美国的民族和文化的多样性。

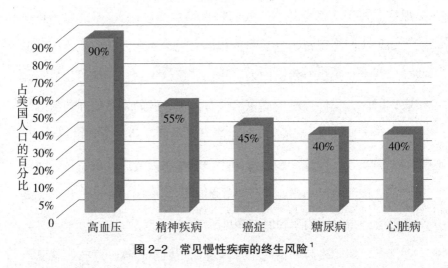

图2-2　常见慢性疾病的终生风险[1]

来源：改编自Gregg et al.，2014；Howlader et al.，2020；Kessler et al.，2007；Lloyd-Jones et al.，2006；Vasan et al.，2002。

另外，研究人员并不是简单地打电话给这些人说"你好，我们今天正在做一项关于精神疾病的调查。你有精神疾病吗？是或否？

---

1. 在其一生中患这种疾病的人口百分比。

太好了，谢谢你的回答！"，然后挂断电话。调查包括面对面的访谈，问题都很详细、全面、具体。例如，美国联邦政府的全国药物使用和健康调查（NSDUH）需要大约一个小时才能完成（美国药物滥用和精神健康服务管理局，2018b）。具有里程碑意义的全国共病调查复核（NCS-R），所需时间为 45 分钟至 2 小时（世界卫生组织世界精神卫生综合国际诊断访谈，2020）。这些调查经过了几十年的发展和测试，因此它们的结果是一致的（可靠性）和准确的（有效性）。只要是涉及人类的调查研究都会有瑕疵，而且不同的研究使用了不同的问卷，这导致了结果上的一些差异。但是，与我们知道的大多数其他调查数据相比，这些调查结果具有很高的可信度（Hedden et al.，2012；Kessler et al.，2005）。

最后，更深入的研究表明，这些研究的结果是一致的：各个独立进行的美国全国调查研究得出了相互一致的结果。这些结果也与许多小型研究的估算相符。因此，精神疾病的高发病率并不是偶然得出的，而是基于经年累月的多项研究调查得出的。这项研究是如此广泛，因此没有严重的科学瑕疵。没有研究人员觉得这些调查做得不好而认为结论是无效的，或者认为更好的调查可能会得出完全不同的结论。即使再做个全球性的调查，得出的结论通常也是一致的，但全球性研究开展起来更难（Kessler et al.，2007）。

测量对象是否真实存在？

虽然对发病率的研究过程没有争议，但有人对这些研究的结论深表怀疑。我不责怪他们的怀疑态度。首先，他们想知道这些研究是在测量什么。这个发病率指的只是精神疾病，还是也包括那些有正常压力的人？甚至心理健康专业人员也会对这么高的发病率感到害怕。真的有这种精神疾病"大流行"吗？看看你的周围，精神疾病患者是否随处可见？这些说法影响恶劣，而且有违常识。对于大多数人而言，他们很难相信有这么多人会患这种疾病。正如一位精神/心理健康宣教者所说，"精神病学界的一个极端就是，他们认为几乎所有问题都是精神疾病。他们在论文中声称，多达50%的人在其一生中患有'可诊断的'精神障碍……他们认为，几乎每种情感问题……以及社会问题……都是精神疾病，需要尽早识别、尽早治疗，而且通常需要服用昂贵的新药"（Jaffe，2020）。

因此，即使我们在测量精神疾病的发病率方面做得很好，还有一个更深层的问题：我们在测量什么？我们只是把所有问题都归为精神疾病吗？得出的发病率是否反映了真实的医学疾病，或者只是正常人的问题和感受？也许抑郁症只是悲伤的另一种说法，精神分裂症只是给行为古怪之人打的另一种标签。换句话说，精神病学家和其他研究人员正在定义和测量的，可能甚至根本不是疾病。精神疾病可能是一组虚构的标签，也可能是某种真实的医学疾病。但是，测量的到底是什么呢？精神疾病究竟是一个神话，还是真的存在？

宣教建议

· 随便走进一个有人的房间，都可以肯定房间里的每个人都受到精神疾病的影响。提醒自己，这个信息与每个人都是相关的，而且对每个人都很重要。

· 很多人并不知道自己受到了精神疾病的影响。他们会忘记自己年轻时的物质滥用问题、配偶的抑郁症或患有严重精神疾病的儿时朋友。但是，你可以提醒他们。你可以自信地向他们保证，无论他们是否知道，他们都与精神疾病患者有联系。

· 请记住，你的很多听众确实知道自己以及所爱之人患有精神疾病。有证据表明，精神疾病患者既不是变态，也不是异类。他们会因此而感到宽慰。

· 有些人会热情地回应你讲的这些信息，但其他人则显得小心谨慎。记住，紧张感或抗拒感也是人们参与其中的迹象。如果他们对精神疾病的现实提出疑问，那表明你已经吸引了他们的注意力，而且你有能力解决他们提出的疑问。

· 承认精神/心理疾病的发病率很高，远远高于大多数人的合理预期，往往会有所帮助。然后，你可以继续解释这背后有多少研究和验证。这可以帮助你说服"怀疑者"，同时也表明，虽然有违直觉，但这个高发病率是有根据的。

· 与单独的数字相比，对表格和插图的口头说明更能引起大家的共鸣。人们需要知道发病率，但也需要表格和插图来帮助他们形象化地理解其中的意义和重要性。简单明了地向他们展示发病率，然后就其重要性进行相关的讨论。

第三章

精神疾病是神话吗？

片面的观点：

有些人认为精神疾病的诊断和治疗是一个骗局，而另一些人认为这是必要的医疗服务。

全部的真相：

我们所有关心精神疾病的人都在试图弄清楚精神疾病患者真正的问题是什么，他们真正需要的服务是什么。

本章要点

· 1961 年，托马斯·沙兹博士（Thomas Szasz）撰写了颇具影响力的《精神疾病的神话》（*The Myth of Mental Illness*），他认为精神疾病不是真正的医学疾病。

· 现今还有一些精神病学家、心理学家、记者和教授认为，精神疾病不是真正的医学疾病。

· 他们认为，精神科医生甚至可能对根本不是疾病的"疾病"进行了过度诊断、过度用药。

· 现在有数百万人正在接受精神／心理健康治疗，但还有数百万患有精神疾病的人没有得到治疗。

· 这是一场浩大的文化辩论，让人们对是否接受治疗犹豫不决。

· 我们需要认真对待这些问题，仔细审视精神疾病是否真实存在，并决定是否应该像对待其他医学疾病那样对它进行治疗。

本章导言

如果"精神疾病很普遍"这一说法是对精神病学的最大认可，那么"精神疾病是精神科医生编造出来的"就是最严厉的批评。后一种说法是因为对 DSM 有所误解——认为 DSM 中主要由精神病学家组成的委员会一起投票决定什么是精神疾病。这种误解是可以理解的，因为事实的确是这样。对精神 / 心理健康的第二个最重要批评是精神科医生（以及其他心理健康专业人员）为了自己的利益过度开药。过度诊断和过度用药这两个批评，把心理健康专业人员描绘成了不科学、欺骗、自私和贪婪的形象。

我们应该接受这些批评，并且让大家听到这些批评的声音；但是，我认为在做健康宣教的时候不宜对这些批评进行详细辩解。作为宣教者，我们既不需要讨论 DSM 的具体内容，也不需要讨论精神病学是不是医生为自己谋利的"产业"。这些问题的确很重要，但不属于我们宣传讲座的讨论范围。相反，我们可以把这些批评视为对这些重要的根本问题的灵魂暴击：精神疾病真的存在吗？精神疾病在医学上是真实存在的吗？药物真的能帮助到精神疾病患者吗？这些都是我们希望大家关心的问题，而批评意见为这些问题带来了一种紧迫感和关注。对这些批评的辩解，会带来戏剧性的效果，即讨论出真知。精神疾病的性质及其治疗特别重要，对精神医学的批评也确实让大家意识到了这种重要性。但是，我们不会通过对 DSM 及其形成进行长篇大论，来回答这些相关问题。相反，我们可以一起深入讨论精神 / 心理健康护理的科学基础，这是一个庞大的研究网络，可以清晰明确地告诉我们精神疾病的性质及其治疗方法。

从这个意义上来讲，我们应该邀请大家参加讨论，因为精神医学批评者的关注点可能与精神科医生是相同的。我们都想帮助那些陷入困境的人——那些患有精神错乱、想自杀、抑郁、极度愤怒、创伤和成瘾的人。我们大家都想知道解决这些问题的最佳方法是什么。我们都追求真理。因此，宣教并不是要驳斥我们的批评者，而是邀请他们检视精神/心理健康护理基础的科学证据。

谁在怀疑精神科医生？

我自己就是一名精神科医生，但我不得不说：大多数人对精神科医生都不是很信任。初次与我见面时，他们表现得很友好，在知道我"是一名精神科医生"之后，态度就急转直下。"哦，精神科医生啊！"这是他们最常见的反应，"那你完全可以从我（或我的家人，或这个小镇的其他人）身上赚到钱。"我们都笑了，然后大家都不再提我是精神科医生这事了。在那之后，他们往往会对我保持警惕，就好像我在秘密分析他们一样。我知道也理解，大家都希望自己永远不用去看精神科医生。患什么疾病都可以，就是不要患精神疾病；随便看什么科室的医生都可以，就是不要看精神科医生。不过，这种警惕远远超出了医学疾病和治疗的范畴。毕竟，人们经常把精神科医生和心理医生称为"缩头人"[1]。这个说法的英文是 shrink，shrink 是 headshrinker 的缩写，是指亚马孙森林里的某些部落把敌人杀死后会割下他们的头颅施行缩头术。这个词也与巫医

---

1. 在英美俚语里，shrink 指心理医生，但略带贬义。——译注

（witch doctor）有关，因为巫医是人们对精神科医生的另一种叫法。这些叫法暗示了精神科医生与其他医生不同，使用的是迷信和魔法，恐怖又神秘。他们既可怕又可笑，开展的虚假治疗可能也很危险。无论他们多能妙手回春，都不是在进行真正的医学治疗。巫医不同于医生，在公众看来，精神科医生往往更像巫医，而不像是真正的医生。

时至今日，仍有很多人质疑将精神病学作为医学实践的理念。这些怀疑者中甚至有一些精神科医生。有些批评说精神科医生是药贩子，甚至是毒贩。但是，还有一些批评更是直击要害，认为精神疾病不是真实存在的。在线"城市词典"（*Urban Dictionary*）的撰稿人冈巴·冈巴（Gumba Gumba）很好地总结了这些批评，他把心理医生定义为"把你的症状与他们随口说出的一种疾病匹配起来的人"（城市词典，2004）。换句话说，精神科医生就是编造精神疾病的人。有这种想法的人并不是只有冈巴·冈巴一个，很多的精神／心理健康护理严肃批评家也持这样的观点；这些人中有大学教授、作家、文化评论家，而且有精神病学家和心理学家。他们这些严肃的知识分子认为，精神疾病不属于医学疾病。他们对精神疾病提出了截然不同的看法：他们认为精神疾病不是生理疾病，不是某种客观的生理功能障碍造成的，而是文化定义的"疯狂"或不正常。他们为什么这样认为呢？

真实存在的还是编造出来的？

1961 年，托马斯·沙兹博士出版了《精神疾病的神话》一书。

这本书很快成为经典，至今仍有深远影响；这本书已经出到了五十周年纪念版，而且仍然有很多图书、文章和博客在引用它（Kelly et al.，2010）。沙兹博士是一位很有影响力的作家，他开篇说出了此书的核心思想。即使只是看一下书名，就让人印象深刻。

托马斯·沙兹是一名医生，也是精神病学家。他认为这两者之间有着本质的区别。他不认为医生和精神科医生之间有多大关联。事实上，他认为将精神病学作为医学的一个分支是十分可怕的，从根本上说是错误的，甚至是破坏性的。他以精神治疗师的身份从事精神病学工作，但他从不开药，也没有以医生的身份行医。相反，他说自己是在帮助人们处理生活问题，这些问题不是医学问题，而是道德问题。

沙兹直击问题的核心，这就是他的这本书仍然经常被引用的原因。他明确地说，精神疾病不是生理疾病。他说，根据定义，所有的疾病都是生理功能障碍。要是生病了，那身体必定不能正常运作。但他认为，精神疾病是心理疾病。没有人能证明精神疾病是生理疾病，因此精神疾病在术语上是矛盾的。如果精神疾病是心理疾病，那就不可能是生理疾病。按照这种说法，没有人能向沙兹证明精神疾病是生理疾病。

"传统上，将精神病学定义为与精神疾病的诊断和治疗有关的医学专业。我认为虽然这个定义得到了大家的广泛接受，但精神病学与炼金术和占星术都属于伪科学的范畴，原因是根本没有所谓的精神疾病。"（Szasz，1961）这是该书的前三句，非常精辟地总结了整本书的内容。

沙兹说，请医生治疗精神疾病，就像请电视维修人员来修理糟糕的电视节目一样。他的意思是，身体有病的人就像一台坏了的电视机，不管是哪儿出了问题，都应该请技术人员来修理"硬件"。另外，心理问题就像电视节目本身，不能通过修补硬件来解决。沙兹说得很清楚，医学疾病指的是"生化异常"，是某种生理问题（Szasz，1961）。他将此与"心理问题"区别开来，后者是软件问题，而非硬件问题（Szasz，1961）。他认为某些心理问题是由诸如脑瘤之类的医学疾病引起的，但其他所有被贴上精神疾病标签的"疾病"，只是"患者"的行为偏离了社会伦理规范（Szasz，1960）。

沙兹博士认为，精神疾病这个诊断标签对患者没有任何好处；相反，它鼓励人们认为自己有病，机体无法正常运作；它要求人们被动地等待医生的诊断，然后被动地服用医生开出的药物，或被动地接受他们建议的治疗。他坚持认为，精神疾病这个标签剥夺了所谓的"病人"的权利和责任。沙兹拒绝接受这种"医学隐喻"，他认为应该告诉人们，他们可以为自己的问题负责，并帮助他们掌控自己的生活。

任何人都不应该反对赋予人们尊重他们自己的生活和问题的权利。但是沙兹认为，医生只是通过假装治疗"精神疾病"来尊重人们的这些权利。这种医学治疗错觉，只会妨碍人们承担责任和获得权利，只会限制他们的自由和选择。这个治疗过程中使用的那些不必要甚至危险的"治疗"，并没有解决患者的问题，反而让他们备受折磨，让他们变得更虚弱了。因此，沙兹认为把精神病学纳入医学范畴显然是错误的，而且非常不道德。沙兹获得了医生执照，但他拒绝行医，只提供咨询服务。"我可能是这世界上唯一一个双手干净的精神科医生，"他在退休后告诉记者，"我从来没对谁做过

坏事。我从来没给病人进行过电击治疗。我从来没给精神病人开过药。"（Maugh，2012）

对精神疾病神话的迷思

今天，我们该如何看待精神／心理健康这项关系到人们福祉的工作呢？在我看来，关于《精神疾病的神话》，我们需要记住两点。首先，当沙兹博士在 20 世纪 50 年代末撰写该书时，他的观点基本上是对的。没有人能向他证明精神疾病就是生理机能障碍。没有人能拿出精神分裂症或其他精神疾病患者的大脑，来向他证明该大脑存在生理上的问题。在绝大多数情况下，没有理由相信精神疾病是生理疾病，但有充分的理由相信它是心理疾病。因此，沙兹博士在撰写该书的时候是正确的。

我们应该记住的第二点是，《精神疾病的神话》写于 20 世纪 50 年代末，而这离现在已经很久远了。沙兹博士从 1954 年开始写这本书（Szasz，1961），这也是医生在广告中支持吸烟的最后一年（Gardner and Brandt，2006）。在那个时代，种族隔离是一种常态，人们认为"女人就该待在家里"。从那时起，我们的文化发生了深刻的变化，科学也得到了长足的发展，神经科学（脑科学）领域发生了一场科学革命。沙兹在撰写该书的时候，还没有计算机断层扫描（CT）和磁共振成像（MRI）这样的头部扫描技术，也没有关于神经递质（如血清素和多巴胺）的研究出现，精神科药物也很少。第一个被广泛使用的精神药物氯丙嗪（Thorazine）于 1954 年才得到美国食品药品监督管理局（FDA）的批准，而抗抑郁剂直到 20 世纪 50 年代末才出现。1950 年，人们在州立精神病院的平均住院时间为 11 年（Kramer，2005），主要是因为缺乏有效的治疗方法。如果我们不把酒精（当时流行的一种非官方的精神药物）算在此列，那么谈话疗法就是当时的主要治疗方法。而且，谈话疗法对精神疾病的有效性在那时也还没有得到科学研究的证实。

具有讽刺意味的是，神经科学革命在 20 世纪 50 年代才刚刚开始（Shepherd，2009），虽然大家多年后才感受到这场革命带来的影响。公平地说，沙兹博士在余生里都坚持自己对精神病学的看法，直到 2012 年以 92 岁高龄去世才结束。在去世前四年，他出版了《精神病学：一门说谎的科学》（*Psychiatry: The Science of Lies*），剔除了他对精神病学的那些不确定的观点（Szasz，2008）。值得注意的是，沙兹博士并不是唯一坚持批评心理疾病和精神病学的人，还有很多人仍然同意他的观点。持类似观点的评论家们通过《纽约时报》畅销书（Hari，2018；Whitaker，2010）、学术期刊论文（Pilgrim，2007）、著名作家写的各种图书（见表 3-1）、各大网站（如 Keirsey，2011）以及很多精神科医生和心理治疗师编写的图书（如 Breggin，1994；Greenberg，2014），详细介绍并更新这些观点。一位心理医生写道：

> 托马斯·沙兹博士是我所知道的思维最清晰的思想家和作家，他的影响是帮助我更清楚地认识和思考，特别是在我的工作方面。它始于《精神疾病的神话》，虽然"精神疾病是一种隐喻"无可否认，但精神病学在 52 年前就

失败了，而且现在也没有做到，也无法满足……疾病的标准——这些标准是与当今很多"精神疾病"相关的可化验发现的物理或化学异常。我仍然认为，这个隐喻与客观存在的疾病之间是有区别的。（Breeding，2014）

表3-1　批评精神／心理健康诊断和护理的图书（节选）

《精神／心理治疗已有百余年，世界却在变得更糟》*We've Had a Hundred Years of Psychotherapy—and the World's Getting Worse*	Hillman and Ventura，1993
《有毒的精神病学：为何心理治疗、同理心和关爱必须取代"新精神病学"的药物、电击和生化治疗》*Toxic Psychiatry: Why Therapy, Empathy, and Love Must Replace the Drugs, Electroshock, and Biochemical Theories of the "New Psychiatry"*	Breggin，2015
《药物才是问题所在：为何要停服精神药物》*Your Drug May Be Your Problem: How and Why to Stop Taking Psychiatric Medications*	Breggin and Cohen，1999
《美国的疯狂：医学科学正在让精神疾病患者长期遭受虐待》*Mad in America: Bad Science, Bad Medicine, and the Enduring Mistreatment of the Mentally Ill*	Whitaker，2002
《精神病可以不药而愈?！》*Warning: Psychiatry Can Be Hazardous to Your Mental Health*	Glasser，2003
《精神病学大骗局：一个心理医生的亲身经历》*The Great Psychiatry Scam: One Shrink's Personal Journey*	Ross，2008
《精神病学的困境——医生对这个行业的看法》*Unhinged: The Trouble With Psychiatry—A Doctor's Revelations About a Profession in Crisis*	Carlat，2010
《精神病大流行：历史、统计数字，用药与患者》*Anatomy of an Epidemic: Magic Bullets, Psychiatric Drugs, and the Astonishing Rise of Mental Illness in America*	Whitaker，2010

《邪恶的药剂师》*Pharmageddon*	Healy，2012
《我的悲伤不是病：忧郁症的起源、确立与误解》*The Loss of Sadness: How Psychiatry Transformed Normal Sorrow Into Depressive Disorder*	Horwitz and Wakefeld，2012
《大揭秘：为什么精神病学弊大于利》*Cracked: Why Psychiatry Is Doing More Harm Than Good*	Davies，2014
《救救正常人：失控的精神医学》*Saving Normal: An Insider's Revolt Against Out-of-Control Psychiatric Diagnosis, DSM-5, Big Pharma, and the Medicalization of Ordinary Life*	Frances，2013
《悲哀之书：精神障碍诊断与统计手册和精神病学的毁灭》*Book of Woe: The DSM and the Unmaking of Psychiatry*	Greenberg，2014
《制度腐败、社会伤害和处方药改革对精神病学的影响》*Psychiatry Under the Infuence: Institutional Corruption, Social Injury, and Prescriptions for Reform*	Whitaker amd Cosgrove，2015
《多动症国度：儿童、医生、大药商和美国流行病的形成》*ADHD Nation: Children, Doctors, Big Pharma, and the Making of an American Epidemic*	Schwarz，2016
《照亮忧郁黑洞的一束光：重新与世界连接，走出蓝色深海》*Lost Connections: Uncovering the Real Causes of Depression—and the Unexpected Solutions*	Hari，2018
《焦虑症的内幕故事》*Anxiety—The Inside Story: How Biological Psychiatry Got It Wrong*	McLaren，2018
《心灵安顿者：精神病学关于精神疾病生理机制的坎坷探索》*Mind Fixers: Psychiatry's Troubled Search for the Biology of Mental Illness*	Harrington，2019

虽然科学的进步已经明确地回答了沙兹博士对精神疾病的批评与质疑，但辩论还没有结束（Phillips et al.，2012）。仍然有大学教授、知名记者、强大的非营利公司、专家委员会（Cooke，

2014），有时甚至还有政府机构（McCance-Katz，2016；Torrey，2014）认为不应把精神疾病当作医学疾病。因此，在对《精神疾病的神话》做出科学回应之前，我总结了这些精神疾病批评者目前的观点。

当今对精神疾病的迷思

当今对精神疾病的批评主要集中在精神科医生的工作上。在某种程度上，这些批评是有道理的，因为精神科医生是治疗精神疾病的医学专家。精神科医生是鉴别诊断及治疗精神疾病的主要人员。另外，精神 / 心理治疗一直是团队合作的结果（Menninger，1998）。心理医生、社会工作者、护士、执业护师和医生助理都在积极参与这项治疗工作。他们都是训练有素的专业人员，在我们的医疗卫生系统中发挥着互补的作用。家庭也是治疗的重要组成部分，通常起着很大的作用。如果没有精神疾病患者，任何治疗方法最终都不会成功。因此，患者才是治疗团队中最重要的人。

你可能会认为，这种团队合作的方法有一个例外——都是精神科医生在开药。但是，即使开处方，也需要团队一起努力。精神科医生依靠团队中的非处方人员（比如护士、心理医生、社会工作者、家属和大多数患者）就药物是否有益或有害以及需要治疗哪些症状给出反馈。最终决定是否服药的是患者，而不是医生。另外，还有执业护师、医生助理和（美国有些州）心理医生也会开药。大多数人都不知道，在美国开出最多精神药物处方的并不是精神科医生，而是初级保健医生（比如家庭医生），而且大部分精神药物处方是他们开的。事实上，初级保健医生开了 59% 的精神药物（Mark et al., 2009）。因此，这里的英雄或恶棍不是只有精神科医生，而是整个医疗卫生系统。政府、保险公司、大学以及医院，都对整个医疗卫生系统的运作方式有很大的影响。话虽如此，我还是要用"精神科医生"一词来指代所有治疗精神疾病的心理专家和医学专家。我将用精神病学的语言来表明这个观点，我们谈论的是精神疾病的医学治疗，即精神疾病是一个真正的医学问题。

如今，对精神病学最常见的批评在很多图书里都有详细介绍，其内容如下：精神科医生动不动就给患者开药。他们这么急于开药，是因为其中有利可图——精神科医生通过看病和开药赚钱，而制药公司通过说服精神科医生开更多药物赚钱。精神科医生和制药公司都希望将更多人归为精神疾病患者，因为这样一来就会有更多人需要治疗，开出的药物也更多。因此，精神科医生（在制药公司的帮助下）将越来越多的人定义为精神疾病患者。他们是怎么做到的？通过发现新的"精神疾病"，但更多的是通过扩大精神疾病的原有定义。他们怎么得逞的？通过召集委员会，就精神疾病的定义进行投票。精神科医生怎么能通过投票来改变定义，把更多的人包括进去呢？因为精神病学并不是真正基于科学的，而是建立在一种伪装成科学的文化之上的。精神疾病是一个神话。精神病学不像医学的其他分支那样有坚实的科学基础。这种坚实基础的缺乏，意味着整个精神病学实践的尝试可能会被经济利益和其他利益所腐蚀。

归根结底，争论的焦点在于精神病学是否有科学依据。这是关于精神疾病的性质及其治疗的最根本问题：它是否与其他医学专业一样以医学科学为基础？但是批评者的论点很复杂，因此我们把它们归纳为以下几点：

1. 精神病学不是直接生硬地建立在生物科学基础上的。精神病学不同于其他医学分支，它的治疗对象不是需要生理物理治疗的身体功能障碍，而是我们还没研究透彻的"精神疾病"。

2. 由于精神病学不是建立在硬科学[1]的基础上，而是建立在精神科医生的经验和认识之上；因此，如果我们说精神病学是基于一群人（精神科医生）的经验和认识的，那我们就是在说精神疾病是一个社会或文化定义的问题。换句话说，"精神疾病"的定义在某些文化中可能非常不同，而在另一些文化中可能根本不存在。精神疾病几乎可以用群体表决的方式进行定义。精神疾病是一种文化建构，而不是生理现实。

3. 是精神科医生在定义精神疾病。他们是我们社会中所谓的精神疾病专家。所以他们以有利于精神科医生的方式定义精神疾病。精神科医生想要什么？精神科医生希望拥有医生（medical doctor）的权威，所以他们声称精神病学是一门医学科学。他们想要控制大家，因此他们声称越来越多的人患有精神疾病。

4. 精神科医生如何改变精神疾病的定义？他们聚在一起组成委员会，正式定义精神疾病。他们列出一系列症状，决定达到多少条症状可以将人诊断为重度抑郁症或精神分裂症。这些定义体现在DSM（第五版，美国精神医学学会，2013）中，而世界各地的医疗

---

1. 硬科学（hard science）是相对于软科学而言的，是自然科学与技术科学及其交叉学科的统称，其研究内容包括数学、物理学、化学、天文学、地理学、生物学等学科，以客观理性为基础，讲求数据与证据。——译注

专业人士都遵循 DSM 来诊断患者。保险公司以及美国老年人医疗保险制度和医疗补助计划，也都采纳了 DSM。由于精神科医生可以随心所欲地定义精神疾病，因此他们使得精神疾病的定义越来越宽泛了。结果，过去被归类为正常的人现在变成了精神疾病患者。

5. 当更多人被诊断为精神疾病患者时，就需要更多的精神科医生和更多的药物。这不但对精神病学行业有利，而且对制药公司的药物销售有利。精神科医生并不是真的想让人们的精神症状得到缓解，因为这对他们的生意不利。精神科医生是开药的人，所以他们推荐药物治疗，而不是诸如谈话疗法和社会支持等其他选择。

6. 越来越多的人开始服用精神药物，并被归类为精神疾病患者。但是由于服用药物弊大于利，大多数人并没有好转。他们还是有问题，需要不断尝试更多种类的药物，而不是选择其他的治疗方法。因此，有"精神疾病"的人越来越多，当他们的病情没有好转时，他们就又找精神科医生开更多药物。因此，这个问题会继续下去，并在恶性循环中扩大。当原有药物不起作用时，制药公司就会推出新的药物，而精神科医生也很乐意尝试这些新药，从而使得患者不断回来找他们开药。

无可否认，这一切确实比较复杂。另外，我们在前面几段文字中概括了一些对精神病学的著名批评（见图 3-1）。现在我们总结一下：（1）精神病学不是基于医学科学；（2）它是基于一群人的经验和认识的，因此精神疾病是一种文化建构；（3）这群人由精神科医生组成，他们给精神疾病下定义是为了把越来越多的人诊断为患有精神疾病；（4）诊断根据是他们自己编制的《精神障碍诊断与统计手册》（DSM）；（5）这意味着越来越多的人需要去看精神科医生进行治疗，越来越多的人需要服用精神药物；（6）这些人如果没有好转，他们又将重新接受更多的精神药物治疗，从而陷入受害的恶性循环。

我希望你能认识到，这些批评是有真实根据的。就他们的观点而言，是有道理的。因此，需要解决这些问题。我希望这些评判也是明确的：整个争论归结到精神病学是基于科学还是基于别的什么。这是关于精神疾病及其治疗最重要的问题。这不仅仅是一场学术辩论，而且现在正影响着数百万人的生活——那些今天早上刚服用过精神药物的人、被贴上精神疾病标签的人、在精神病院或治疗中心住过院的人、此刻正遭受痛苦折磨需要有所缓解的人。它正影响着我的家人，也可能影响着你的家人。这对他们所有人来说都非常重要，即使他们不考虑这些问题：精神疾病真的存在吗？治疗真的有效吗？这有科学基础吗？

反精神病学辩论真的重要吗？

认真对待这些批评意见有一个非常具体的原因，即我们对精神／心理健康及其治疗的矛盾态度会带来实际影响。讽刺的是，绝大多数美国人都赞同"精神疾病当然是医学疾病"这一观点（美国环球健康服务公司，2019）。但是，他们中的大多数人（60%）在患精神疾病时却没有接受任何治疗（美国药物滥用和精神健康服务管理局，2018）。即使人们确实接受了治疗，也有一半或更多的人不会按照处方继续治疗（Dufort 和 Zipursky，2019；Jawad et al.，2018；

Sawada et al., 2009）。绝大多数精神疾病患者并没有得到持续的治疗。因此，美国人对精神疾病仍然持有两种看法：一方面，他们肯定精神疾病是真实存在的，是可以医治的；另一方面，他们通常都不愿意去治疗。

此外，即使是那些寻求治疗的患者，大多数人实际上也是在疾病开始后数年才去治疗的。在得病一年内得到治疗的人非常少，但在寻求治疗之前，他们的症状平均持续了 10 年以上（McGorry et al., 2011；Wang et al., 2005）。推迟治疗可能会带来数年不必要的痛苦，也可能导致病情恶化。如果精神疾病是真正的医学疾病，及时治疗效果会更好，如果不治疗，病情通常会加重。因此，推迟治疗不仅会延误病情，还会加重患者的病情，并恶化其对治疗的最终反应（Dell' Osso et al., 2013）。这并不意味着推迟治疗的人注定要失败（我们将在第七章中讨论这个问题）。但是，这场辩论的利害关系非常重大，而且确实会给大家的生活带来改变。

造成这些治疗推迟的原因有很多，有时人们找不到治疗医生，有时他们负担不起治疗费用。即使人们有保险，但保险范围的限制也是个大问题。但可以肯定的是，我们所处的文化环境对精神 / 心理健康治疗的不确定性是另一个原因。研究表明，对心理健康诊断感到羞耻和自我否定的人不太可能继续接受治疗（Livingston 和 Boyd，2010）。对于是否可以信任心理健康诊断和治疗，我们有很深的文化顾虑，而这只会增加那些对寻求治疗持观望态度的人的不确定性。

大多数美国人对心理 / 精神卫生机构持谨慎态度。主流媒体的说法是，精神病学是"有问题的"和"处于危机之中的"，可能是有害的，甚至是不道德的。关于成功的心理健康治疗和康复的报道很少（McGinty et al.，2016）。诸如《纽约时报》（Szalai，2019）、《大西洋月刊》（Greenberg，2019）和《纽约客》（Groopman，2019）等主要的全国性新闻媒体，都会定期发布批评心理健康治疗的评论。它们经常报道说，精神病学缺乏科学依据，人们被过度治疗，而且错误诊断的后果很严重，尝试多种治疗方法危害很大。如果人们被反复告知自己被过度诊断和过度用药，那么有些人可能会在寻求帮助之前犹豫，甚至感到绝望。虽然大多数人认为精神疾病是真实存在的（见第四章），但大多数人并没有把它当作真实的疾病对待。他们的实际表现并不认为精神疾病是需要药物治疗的医学疾病。因此，他们不会主动寻求治疗。

关于精神疾病性质的问题，具有现实影响：一方面，如果精神疾病是一个神话，那么数以百万计的人正在接受的治疗只会给他们造成伤害。另一方面，如果精神疾病是医学疾病，那么我们的不确定回答正在阻碍数百万人获得有效的治疗。无论现实影响是什么，我们对这个问题的回答都关系到人们的生死。人们会死于不必要的昂贵医学治疗，或者死于自杀和精神疾病。如果有可能的话，我们完全有理由就这个问题给出明确的答案。这种不确定回答简直把我们害死了。

反精神病学：好还是坏？

我个人并不为这些对精神病学的批评所困扰。的确，有一种反精神病学浪潮（或者更准确地说，是一些运动；Rissmiller，2006），而我们没有看到反肾病运动或反肿瘤运动。精神／心理疾病有多种不同的治疗方法，因为没有哪个人或机构对心理健康有全面透彻的认识。对于人类的大脑，我们仍在不断地研究了解，我们仍在学习如何满足精神疾病患者的需求。为了满足这些需求，我们需要把不同的观点整合起来。需求是如此之大，以至于我们迫切需要尽快找到答案。正如辩论的"双方"都认同的那样，人们的生命危在旦夕，这关乎的不只是千百人，而是数百万人。

在更深层面上，我们要感谢精神病学的批评者，感谢他们做的工作。他们关注而且应该关心精神病学的发展。他们看到了我们体系中存在的问题，并希望解决这些问题。他们说这是一个关乎生死的问题，他们是对的。我们所有人都应该认真关注并认识到，我们对这些问题的反应会影响到我们所有人。让人高兴的是，公众对心理健康越来越关注了，自 2000 年以来出版了不少关于精神病学护理的图书。因此，想到心理健康和心理治疗在我们的社会中是如此重要，这让人倍受鼓舞。

我们也应该记住，很多精神病学批评者是在精神／心理治疗中有过不好体验或受伤经历的人。我们不仅欠这些人更好的治疗服务，而且应该感谢他们用自己的痛苦经历努力让这个系统变得更好。我们都在同一条船上，虽然有时看起来可能不是这样。有心理健康问题的人、他们的家人和心理健康专业人员，都需要彼此才能取得进步。这些进步（我稍后会介绍），要归功于研究人员和医学专业人员，更要归功于精神疾病患者及其家人。我们很感激美国精神疾病联盟这类机构，就像我们感激所有试图理解和攻克精神疾病的前辈那样。最后，我们感激所有那些为了让精神疾病患者得到更好医疗服务而批评医疗系统的人。

本章我用了很大篇幅介绍那些对精神病学的批评声音，我是想说他们批评的都是同一件事。显然，事实并非如此。有些人的观点更为极端，他们认为，要是没有精神病学，这个世界会变得更好，而且认为精神疾病本身就是一种虚构出来的疾病（Szasz，1961）。有些人认为我们需要心理治疗，但不需要药物治疗或者诸如电休克疗法等其他生物治疗（Breggin，1994）。最后，总算有人相信精神疾病是真实存在的而且需要进行药物治疗，但他们认为精神科医生在诊断和开药方面过度了（Frances，2013；Schwarz，2016）。这些批评者认为，问题在于如何平衡精神疾病的生物学与非生物学属性。

但是，这些批评通常说的都是同一个意思，即精神病学走入了歧途——因为它没有受到严格的限制，也没有牢固的科学基础；因为没有科学依据，精神疾病是不真实的，精神疾病的诊断是错误的，精神疾病的治疗也是失控的。因此，我们要继续努力并解决这个大问题——精神疾病及其治疗是否具有科学基础？

宣教建议

· 大多数人很容易就会联想到沙兹博士对精神疾病的批评，即使他们并不完全认同他的那些观点。他们可能会发现他的论述很吸引人，很有启发性。讨论他对精神/心理健康服务方面的质疑，可以让这个辩论更通情达理，否则会让人感觉这个辩论很抽象、很片面。由于沙兹博士既是医生也是精神病学家，因此如果你不同意他的观点，你也不会贬低或疏远你的听众。

· 在宣教中引用反精神病学的批评，表明你关注不同的声音；以一种非争论的方式处理那些不同观点，表明你更关注真理，而不是为了证明谁正确。这对听众也有帮助，因为人们经常有意识或无意识地怀疑精神疾病的真实性。

· 请注意，这些批评和质疑会给你展示的那些数据带来一些冲突：精神疾病是普遍存在的，但有些人就是不承认。他们说精神疾病不是真实存在的，精神疾病是虚构出来的。他们说，精神健康的治疗开药过多，甚至没有必要吃药。他们说得对吗？让我们看看证据。

· 将反精神病学批评放在历史背景中进行讨论，可能最有利于解决这些争论。有些批评意见，在诞生之时（20 世纪 60 年代和 70 年代）是科学合理的。即使是现在，这些问题的答案也很重要。随着科学的不断进步，以前无解的那些问题，我们现在有了答案。

· 记住，不要脱离宣教的主题。人们对 DSM 很感兴趣，但这个主题非常复杂，正如"制药公司和处方医生是否助长了过度用药"这个问题一样。但是，这通常会分散人们对根本问题的注意，即精神疾病在医学上是真实存在的吗？精神疾病是否应该用医学方法（用生物 – 心理 – 社会方法）进行治疗？

· 可以利用小标题顺便谈谈自沙兹博士的书出版以来，神经科学和精神 / 心理健康领域所取得的惊人进展。这些信息可以为这个讨论注入一些正能量和希望。

▶第四章
精神疾病是真实存在的

片面的观点：

我们不知道精神疾病的确切病因。

全部的真相：

虽然我们不知道精神疾病的确切病因，但我们知道

精神疾病是一种生理疾病。

本章要点

· 每种重型精神疾病，都有生物学方面的异常。

· 通过头部扫描、显微技术和神经递质研究，我们可以发现大脑异常。

· 通过遗传、激素、炎症和肠道研究，我们可以发现身体其他方面的异常。

· 虽然我们对精神疾病的病因知之甚少，但我们的研究已经足够深入——可以肯定精神疾病是生理疾病。

本章导言

　　如果说大脑是人体最复杂的器官，那么精神疾病的病理学就是医学中最复杂的领域。由于这种复杂性，又加上我们缺乏能够解释每种重型精神疾病的病理生理学，因此临床医生在讨论精神疾病的生理机制时，完全没有自信。没有哪个临床医生能跟上神经病理学广博而快速的发展，更不用说神经科学了。只有那些专注于某一种主要疾病（如强迫症或精神分裂症）的专科医生，才精通该疾病的所有研究以及最新的神经生物学理论。

　　虽然这样，但所有的临床医生都可以坚信，重型心理 / 精神疾病在生物学和医学上都是真实存在的。不管是在咨询室内，还是咨询室外，我们都要这样说。我们必须记住，我们不需要解释精神疾病的核心病理生理机制，也不需要解释最新研究的复杂性。相反，我们要证实精神疾病是生理疾病。为此，我们只需要从大量研究中举出几个例子，证实精神疾病会引起神经改变和其他生理改变。我们通过头部扫描，展示精神疾病导致的脑萎缩；或通过显微研究展示大脑细胞的减少，或精神疾病早期炎症水平的提升，来证明精神疾病在医学上是真实存在的。对于宣教者而言，简单直观的例子比长篇大论更能有效地表达我们想要传达的信息：精神疾病是真实存在的医学疾病，也是真实存在的生理疾病。

精神疾病是医学疾病

　　沙兹博士在 1961 年声称，如果精神疾病不是生理疾病，那它就不是真实存在的（见第三章）。对于精神病学和精神疾病来说，他的这个批评仍然直击要害，而且确实批评得很有道理。批评者们认为，只有医学上的疾病才能进行医学治疗。"精神疾病既不是医学疾病，也不是生理疾病"这种说法本来就是自相矛盾的，而且具有误导性。更糟糕的是，对精神疾病的错误诊断，只会让那些正在生活中苦苦挣扎的人感到困惑，并在他们寻医问药时将他们带入死胡同；会让他们接受强效而昂贵的药物治疗，但这些治疗只会让他们的病情变得更糟，而不是得到改善。如果精神疾病不是医学疾病，那么精神病治疗学确实就是那些批评家所声称的可怕罪行。那就意味着成千上万的人现在平白无故地住院，法院平白无故地剥夺他们的自由，数百万人平白无故地服用强效药物，每个人平白无故地被课以重税、支付高额保险费。美国每年的精神 / 心理健康服务费用为 1 080 亿美元（美国商务部经济分析局，2019）。如果医学上没有精神疾病这回事，那这一切都是史无前例的惊天骗局。

　　现在你手上拿的这本书，可以回答沙兹博士的那些质疑。在20 世纪 60 年代，没有人能驳倒他。但是，现在我们可以用他要求的方式回答他的问题：我们可以证明精神疾病是真正的生理功能障碍。我们可以证明精神疾病不但是心理疾病，而且是生理疾病。我们可以扫描精神分裂症、抑郁症或其他重型精神疾病患者的大脑，证明他们的大脑功能异常。我们可以将大脑放在显微镜下，观察神经细胞的萎缩和死亡。我们可以证明整个大脑中正常神经递质活动的各种改变。我们可以证明基因在生理上是如何使人面临精神疾病的风险，以及压力是如何引发这种风险的。我们可以证明，在患者罹患精神疾病期间，激素水平、炎症反应和免疫功能都会影响其整个大脑和身体。

现在，这些回答背后有坚实可靠的科学依据。我们不是只有几项甚至几百项研究表明精神疾病是真实的生理疾病，我们有成千上万的可靠合理的科学研究，从多个方面证明这一事实。关于这个问题的相关研究太多了，以至于没有谁能全部看完。接下来介绍的内容，都经过了大量研究的证实；这些内容都不是什么新发现，也不具有争议。这些内容只是对生物学和医学的科学简单介绍，判断其合理性的标准也与其他医学分支所用的完全一样。毫无疑问，精神疾病还会涉及一些心理症状，而这些心理症状很少与其他疾病一起出现。心理事件可以导致心理/精神疾病，心理治疗也可以治疗心理/精神疾病。接下来的两章，我们将重点介绍精神疾病在生理学层面的研究；这些研究所使用的方法的科学性，与其他医学和生物学研究使用的完全一样。是不是真的这样，我们拭目以待吧。

头部扫描研究胜过千言万语

在《精神疾病的神话》出版的那个年代，人们还没办法观察活人的大脑内部。虽然医生可以用 X 光检查骨折，用心电图（ECG）检查心脏病，用耳镜检查耳部感染，但还无法通过观察活生生的大脑来诊断来访者是否患有精神疾病。

20 世纪 70 年代末，情况开始发生变化。计算机断层扫描使拍摄活体脑组织的照片成为可能。随后出现了磁共振成像技术，成像效果更好。然后出现的"功能成像"技术，让我们可以看到活体大脑的活动。在 20 世纪 80 年代，出现了单光子发射计算机断层扫描（SPECT）和正电子发射断层扫描（PET）技术，随后在 20 世纪 90 年代出现了功能磁共振成像（fMRI）技术。这些技术的差异并不重要，因为研究人员现在可以看到大脑活动的高低水平，并跟踪氧气、葡萄糖（血糖）和其他重要化学物质的使用情况（Raichle，2009）。所有这些都向我们展示了大脑的非凡之处，神经科学得到了快速发展。

结构成像

我们对精神疾病有什么了解？在已经发表的数千项研究中，让我们来看几个例子。首先，CT 和 MRI 扫描可以显示大脑的结构变化，即大脑各部分的物理大小和形状的变化。如果我们能看到患者发病期间大脑组织萎缩或脑细胞丢失，那么我们就有证据表明精神疾病会对大脑造成生理上的影响。

精神疾病会改变大脑的大小和形状吗？答案是肯定的。我们是怎么知道的？有一篇科学综述分析了 193 项研究，研究对象共包含 15892 人，该综述将精神疾病患者和正常人的大脑进行了比较。分析结果显示，精神疾病患者大脑的灰质明显减少——灰质是一种包含神经细胞的脑组织；灰质分布在大脑外表面，即大脑皮层；而白质分布在大脑内部的大部分区域，是由神经细胞之间的连接组成的。灰质减少主要发生在大脑调节情绪和思维活动的脑区。而且，精神疾病（精神病）越严重，患者的脑组织损失越多。研究表明，对于精神分裂症患者，随着疾病的发展，其脑组织也会出现损失。患者脑组织的这些变化不是因为其服用精神药物造成的，而是由于精神疾病引起的（Goodkind et al.，2015）。

功能成像

脑成像技术可以用来观察精神疾病所造成的大脑形状的改变，也可以用来观察精神疾病造成的大脑功能的改变。通过 PET、SPECT 以及 fMRI 扫描，我们可以看到这些改变。正如我们预料的那样，结果极其复杂；头部扫描证实了大脑是这个世界上最复杂的物体。虽然已经进行了数千项研究，但对于每种精神疾病的确切发病机制，还需要进行更深入的探索。不过，我们现在有足够的证据证明精神疾病是真实存在的。精神分裂症就是一个例子。研究人员通过观察幻听症患者（周围没有动静时也会"听到"声音）发现，当人们听到幻觉声音时，大脑中听到真实声音时被激活的相同区域就会激活。为什么精神分裂症患者会听到幻觉声音？因为当周围没有声音时，大脑处理声音的区域仍处于激活状态。这是显而易见的，但前提是我们已经把精神疾病视为生理疾病。你可以在头部扫描中看到，大脑表现得很不正常（Hugdahl，2015）（见图 4-1）。

还有另外一个例子：成瘾症是一种毁灭性的疾病，往往会致命。我们能证明成瘾症患者的大脑运作异常吗？当然可以，而且可以从多个不同方面进行证实。患者的一个异常位于大脑的奖励中

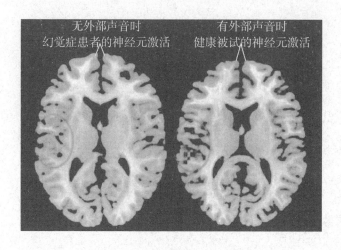

图 4-1　幻觉症患者与健康被试的大脑活动对比

右边是正常的大脑。圆圈区域在真实声音出现时被激活。左边是患者幻听时的大脑。在没有外部声音的情况下，这个圆圈区域同样会被激活。来源：转载于 Hugdahl K: "Auditory Hallucinations: A Review of the ERC 'VOICE' Project." *World Journal of Psychiatry* 5(2):193－209, 2015。经授权使用。

心，即伏隔核。奖励中心位于大脑深处，如图 4-2 所示。当我们脑海里想到我们想要的东西时，伏隔核就会激活。它给我们一种积极动力，让我们想得到渴望之物，无论是食物、饮料、性、电子游戏，甚至知识。这种欲望和动机，与伏隔核释放的多巴胺有关。当我们遇到想要的东西时，正是多巴胺激活了奖励中心，告诉大脑这是我们想要的东西。多巴胺对人类的正常动机非常重要。但是，滥用药物会导致伏隔核中多巴胺的异常释放，从而使人们对药物的强烈欲望超过其他所有奖励。这些非自然水平的多巴胺释放，也导致奖励中心对正常奖励的反应越来越少。结果，成瘾者逐渐对生活失去了兴趣。他们的大脑被药物劫持了，除了想得到更多的药物，他们什么都不关心。这在很多著名实验中都得到了体现，为了得到更多可卡因，大鼠疯狂地按压杠杆，而对食物和其他奖励视而不见，直到它们最后死于可卡因摄入过量（Wise and Koob，2014）。我们观察人类脑部扫描结果发现，成瘾者奖励中心的多巴胺反应水平非常低，这与他们缺乏对正常奖励的反应相关（Volkow et al.，2007，

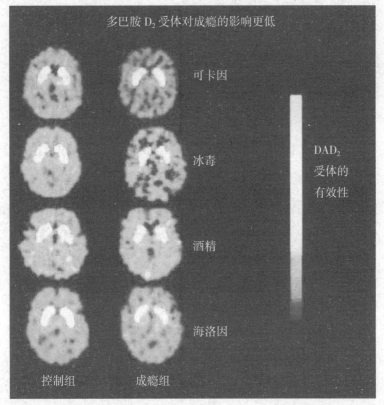

图 4-2　伏隔核（大脑的奖励中心）中的多巴胺受体

左边是正常（控制组）的大脑，右边是成瘾者的大脑。对比左边正常大脑中更明亮、更大的活动区域可以看出，在成瘾者的大脑中，多巴胺（DA）受体更少，对多巴胺的反应也更少。

来源：美国国家药物滥用研究所："新部门从基础研究中挖掘临床应用"，2007年10月1日。网址：https://archives.drugabuse.gov/news-events/nida-notes/2007/10/nidas-newest-division mines-clinical-applications-basic-research。查阅日期：2020年7月27日。

2009），如图 4-2 所示。

对于重度抑郁症、双相情感障碍（躁郁症）和强迫症（OCD）等精神疾病的研究数以百计，上面列举的只是众多研究中的两个。其实，精神疾病的科学研究方法非常广泛，远不只是头部扫描，接下来我们看看其他类型的研究。

家族遗传学研究

很多人都知道，精神疾病具有家族遗传性。我们可以通过家族中的几代人，对成瘾症和抑郁症进行追踪研究。但是，仅凭这些研究并不能证明精神疾病是一种生理疾病。我们都知道，人的情感、思维和行为方式是可以后天学习的，孩子在耳濡目染中长大成人。那么，我们怎么知道精神疾病是先天遗传的生理疾病，还是后天习得的心理疾病呢？

总的来说，我们知道精神疾病是先天遗传和后天学习共同作用的结果。精神疾病不单是先天遗传的，也不单是后天学习导致的，而是两者共同作用的结果。这里的问题是，我们是否可以证明个体 DNA 中的基因有很强的生理遗传能力。简单可行的检验方法有两种，而且都涉及双胞胎研究：一种方法是研究在不同家庭中长大的双胞胎，并将他们与在同一家庭中长大的双胞胎进行比较。另一种方法是比较同卵（单卵）双胞胎和异卵（双卵）双胞胎。同卵双胞胎的 DNA 完全相同，而异卵双胞胎有 50% 的 DNA 相同，所有非同卵双胞胎的兄弟姐妹也是如此。因此，相较于异卵双胞胎，遗传性家族疾病在同卵双胞胎中应该更多。于是这就证明了这些疾病是生理疾病，可以通过基因（部分）遗传。

我们有什么发现？遗传学研究确实表明，精神疾病在生理上是通过基因遗传的。在图4-3中我们可以看到，两个人的DNA相同的比例越高，他们同时患精神分裂症的可能性就越大。如果同卵双胞胎中有一个患有精神分裂症，那么另一个患精神分裂症的概率约为50%。另外，如果异卵双胞胎中有一个患有精神分裂症，另一个患精神分裂症的概率约为17%，与其他兄弟姐妹患精神分裂症的概率大致相当。越是近亲结婚，子女患精神分裂症的风险越高。如果是与血缘关系很远的人结婚，比如表亲，这种风险就非常低，接近1%，与普通人群的风险大致相当（Riley and Kendler，2006）。

我们在对酗酒（一种常见的成瘾症）的研究中，也发现了类似的结果。双胞胎研究和领养研究都表明，除了家庭环境和文化影响外，遗传是造成酗酒的原因中最主要的一个（Agrawal and Lynskey，2008；Kendler et al.，1992）。我们还发现，在双相情感障碍、重度抑郁症、焦虑症等诸多疾病中，遗传因素的影响很大。甚至有研究表明，遗传导致的注意缺陷与多动障碍占70%~80%，这一比例高于大多数其他精神疾病和躯体疾病（Brikell et al.，2015）。事实上，与乳腺癌（Möller et al.，2016）、高血压（Waken et al.，2017）或心脏病（McPherson and Tybjaergt-Hansen，2016）等疾病相比，遗传因素对ADHD的影响更大。就像其他心理健康问题一样，我们都有遗传风险，但致病基因必须被激活后才能表达出来。事实证明，诸如压力等生活经历，可以在生理上开启或关闭与精神疾病有关的基因。成长经历，甚至心理事件，都会对大脑的结构或功能造成某

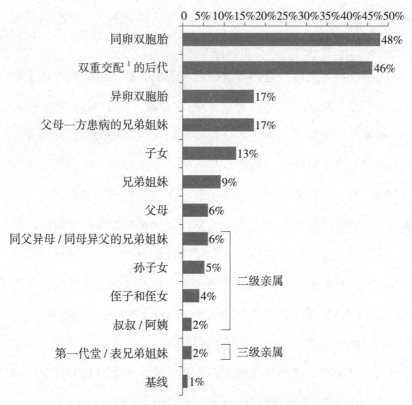

图 4-3　基于遗传关系的精神分裂症发病率（百分比）

那些与精神分裂症患者拥有相同基因的人——例如双亲都患有精神分裂症的人（图中列为"双重交配的后代"）或同卵双胞胎，其精神分裂症的发病率最高（接近 50%）。与精神分裂症患者的血缘关系离得越远的人，患病的风险就越低。因此，第一代堂 / 表兄弟姐妹患精神分裂症的风险只有 2%。

来源：转载自 Riley B，Kendler KS: "Molecular Genetic Studies of Schizophrenia." *European Journal of Human Genetics* 14(6): 669–680, 2006。经授权使用。

---

1. 得克萨斯大学奥斯汀分校的心理学教授戴维·巴斯（David Buss）2016 年提出，女性演化出双重交配策略（dual mating strategy），即为一个男性生儿育女的同时，与其他携带有更加优秀基因的男性发生性关系。——译注

些改变，甚至关系到哪个基因被激活、什么时候被激活。因此，基因及其表达对精神疾病的发生有重大的影响，这并不让人感到意外（Kandel，1998）。从这个意义上说，精神异常和身体异常总是相伴而生的。

细胞的显微研究

研究医学疾病的另一种方法是进行显微观察。这是医学中久享盛名的一种研究方法。事实上，我父亲是一名医生，他是在 20 世纪 60 年代初接受的医学培训。他记得自己经常在半夜被叫醒，将尿液和痰液样本直接放到显微镜下观察，寻找细菌感染和其他常见疾病的迹象。虽然精神疾病要复杂得多，但我们仍然可以在微观层面上进行一些检查。而且通过这种方法，我们也发现了精神疾病是生理疾病的证据。

其中一个例子就是重度抑郁症。有些人认为抑郁症只是一种正常的伤心和悲痛，我们不应该把它称为疾病。但是，微观层面上却别有玄机。显微研究发现，患者大脑的许多区域都受到了抑郁症的影响，其中一个区域涉及位于颞叶深处的海马体。

海马体对记忆和情绪调节至关重要。在抑郁症（以及其他疾病，如创伤后应激障碍）患者的大脑中，海马体萎缩而变得非常小（见图 4-4）。显微研究的证据表明，抑郁症患者大脑中的神经细胞比正常情况下凋亡得更快，发育得更慢。新神经元的产生有明显的下降，神经元的生长也减缓或停滞了。这就像植物那样：不健康的植物会枯萎、死亡，而健康的植物会发芽、生长。神经元也是这样。事实上，大脑像植物一样需要吸收养分，其中一种叫作脑源性神经营养因子（BDNF）的化学物质非常重要，可以促进神经元的生长。在抑郁症患者的大脑中，BDNF 的表达或水平非常低，导致了神经细胞间缺乏新的生长。这是非常重要的，但更重要的是，海马体可以通过抗抑郁药物的治疗重新生长。有科学证据表明，抗抑郁药实际上可以增加 BDNF 及其作用，促进大脑的愈合（Lee and Kim，2010；Liu et al.，2017）。在显微镜下，我们可以看到这种愈合。

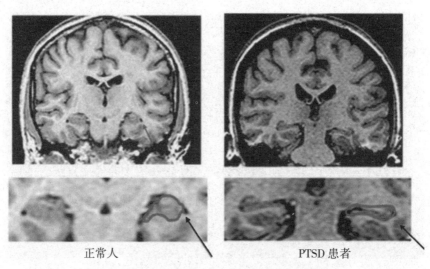

正常人　　　　　　　　　　　　PTSD 患者

图 4-4　MRI 扫描显示 PTSD 引起的脑组织萎缩

这两张图片中的阴影区域是海马体。PTSD 患者的海马体通常比正常人的小。这种情况也可能发生在抑郁症患者的大脑中。

来源：Campbell and MacQueen，2004；Kitayama et al.，2005。图片由埃默里大学的道格·布雷姆纳（Doug Bremner）博士提供。

神经递质与其他激素

BDNF 并不是抑郁症患者身上唯一失衡的化学物质。血清素、多巴胺和去甲肾上腺素也会出现异常。虽然这并不能告诉我们为什么人会患抑郁症和其他精神疾病，但有充分的证据表明，这些化学物质确实在疾病发生过程中发挥了作用（Belmaker and Agam，2008）。这三种物质都是重要的神经递质，是将信号从一个神经元传递到另一个神经元的化学信使（见图 4-5）。

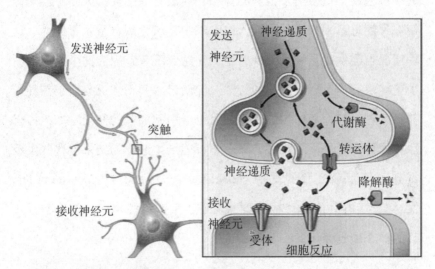

图 4-5　神经递质：将信息从一个神经元传递到另一个神经元的化学分子

左图是两个连接紧密的神经元（突触）。右图是经过放大的一个神经元的末端和另一个神经元的开始；展示了神经递质由上面的神经元释放并与下面的接收神经元结合。

来源：美国国家药物滥用研究所。

研究人员已经通过很多有趣的实验，发现了抑郁症患者大脑中神经递质的变化。在一项研究中，通过服用药物人为地减少血清素或去甲肾上腺素，这对正常人（健康对照组）几乎没有影响，但那些经过抗抑郁药物治疗而康复的患者，其抑郁症又复发了（Ruhé et al., 2007）。

为了研究惊恐症患者大脑中神经递质的变化，人们也进行了类似的实验。例如，有充分的证据表明，惊恐症患者对去甲肾上腺素（这是体内传递恐惧的一种化学信使）异常敏感，少量的去甲肾上腺素就会导致他们惊恐发作，但正常人则不会。有趣的是，惊恐症患者对其他某些物质也非常敏感。如果他们吸入的空气中二氧化碳含量偏高，也会引发他们的惊恐，而没有惊恐症的人则不会。即使惊恐症患者不知道他们吸入的空气中二氧化碳含量是否偏高，这种情况也会发生。我们为什么要关注这个现象？因为这个实验说明了精神疾病具有生理疾病的特性。即使患者并不知道身体正在经历什么刺激，但他们体内的化学信号也会引起症状的复发。如果惊恐症和抑郁症只是心理疾病，那就不可能产生这样的结果。这些发现得到了数百项实验的支持（Bandelow et al., 2017；Johnson et al., 2014），还有其他数百项实验也发现了重型精神疾病等其他精神疾病的神经递质变化。

精神疾病对身体的其他影响

上面介绍的这些研究都只触及了精神疾病的浅层，但已经反复证明了精神疾病属于生理疾病。精神疾病当然是大脑疾病，但又不仅仅是大脑疾病。精神病还是一种全身性疾病。在下一章，我们将讨论心理疾病对身体的影响和伤害。接下来，我们将讨论精神疾病如何改变身体的激素水平、炎症反应以及肠道菌群。

激素水平

激素是一种遍布全身的化学信使，主要是为了调节身体机能。例如，甲状腺激素调节新陈代谢的速度，而性激素（如睾丸激素和雌激素）调节性功能。精神疾病会影响激素水平吗？在多数情况下，会有影响。例如，甲状腺异常在双相情感障碍患者中更为常见（Chakrabarti，2011）。女性精神分裂症患者的雌激素水平较低，这与雌激素对精神分裂症具有保护作用这一事实相吻合，并有助于解释为什么精神分裂症在男性中更常见（Gogos et al.，2015）。雌激素对大脑还有很多其他的影响（McEwen et al.，2012）。例如，女性在青春期、生产后和更年期更容易患抑郁症，因为这些时期她们体内的雌激素变化最大，抑郁症也就最高发。

皮质醇这种激素与多种精神疾病密切相关（Zorn et al.，2017）。这是有道理的，因为皮质醇是我们主要的应激激素之一，而抑郁症和 PTSD 等这些疾病都与压力过大有关。在这些疾病中，皮质醇和应激激素系统会发生不同的变化。例如，重度抑郁症患者的皮质醇水平较高，而 PTSD 患者的皮质醇水平较低（Lopez-Duran et al.，2009；Morris et al.，2012；Stetler and Miller，2011）。患有抑郁症的人往往在大多数时间都是消极的、有压力的，这与其较高水平的皮质醇有关。PTSD 患者的大脑对皮质醇异常敏感，而且会抑制皮质醇的释放。在这两种疾病中，身体的激素系统都不能正常工作。

这两种疾病都很复杂，个体之间存在许多差异。虽然这样，仍有数百项研究发现了患有这些疾病的人存在应激激素功能障碍。虽然大脑功能异常会导致激素功能障碍，但皮质醇功能障碍反过来会对大脑产生不良影响。皮质醇还会导致患者血糖升高、免疫力降低、体重增加等。在这些疾病中，大脑功能障碍与激素功能障碍之间形成恶性循环，对身体和大脑都造成损害。

炎症反应

炎症反应是当前医学研究中最热门的领域之一。科学家们发现，炎症反应在导致糖尿病和心脏病等常见疾病方面起着重要作用。炎症反应对于精神疾病也有一定的影响。什么是炎症反应？炎症反应是身体对威胁的反应，这些威胁的表现形式通常是感染或损伤。无论是哪种情况，炎症反应都可以激活身体，抵抗感染和促进愈合。白细胞被激活，白细胞介素 6（IL-6）、C 反应蛋白（CRP）、肿瘤坏死因子（TNF）等化学物质被释放出来，遍布全身。这些化学物质给身体传递出一种信号，让身体进入自我保护模式。同时，炎症反应会让人的行动变得迟缓下来，让身体有时间治愈。由于炎症反应的存在，人在生病的时候会感到疲倦和疼痛，往往只想在床上躺着，什么都不想做。

有趣的是，人在患精神疾病时，身体也会释放许多类似的炎症性化学物质。例如，重度抑郁症患者也会感到疲倦和疼痛，对任何事情都提不起劲儿，不管是身体活动还是社交活动。他们觉得自己就像是生病了，实际上他们也确实生病了。研究表明，在重度抑郁症和其他疾病（如感冒或流感）中，炎症反应和免疫反应是同时发生的。就像在其他常见疾病中那样，抑郁症患者体内的 IL-6、CRP 和 TNF 等化学物质会增加，导致血清素、多巴胺、去甲肾上腺素和 BDNF 的水平降低，而这些激素都与抑郁症有关。尽管炎症反应不是抑郁症的唯一原因，但也是部分原因，对某些人来说可能是主要原因，而对另一些人来说可能微不足道（Miller and Raison，2016）。但是，研究已经证实炎症反应会导致抑郁症状。例如，人们在服用可以触发免疫反应的化学物质之后，当身体产生反应时，他们会出现暂时的情绪低落。更有意思的是，自杀身亡事件最高发的时段不是天色最昏暗的冬季或寒假前后，而是在春季。世界各地都是这种模式，而春季恰好是过敏原最多的时候。研究人员认为，过敏原会增加炎症反应，降低情绪，使绝望的人在这时感到更绝望（Amritwar et al.，2017）。

双相情感障碍患者的炎症反应也会增加（Muneer，2016）。有一篇综述发现，包括 CRP 和 IL-6 在内的 22 种不同的炎症因子，在双相情感障碍患者体内都有升高。有证据表明，双相情感障碍患者的大脑和身体其他部位都有炎症反应（Fries et al.，2018）。还有强力证据表明，炎症反应是精神分裂症发病的一个重要原因；而且研究人员正在积极研究抗炎药物对精神分裂症的疗效（Khandaker et al.，2015；Müller，2018）。

肠－脑连接

肠漏综合征是导致这些炎症反应的一个原因。这听起来令人难以置信，像是胡诌的，但在科学上确实是这样的。我们的消化道里分布着各种细菌，而压力（还有很多其他因素）会让细菌传播到身体的其他部位。这会引起免疫反应，从而加重全身的炎症反应。反过来，这也增加了我们患精神疾病的风险（Miller and Raison，2016）。

然而，肠 - 脑连接（brain-gut connection）不仅仅与炎症反应有关，很多在大脑中传递信息的化学物质也在肠道中传递信息。例如，研究发现，人体的大部分血清素来源于肠道，而不是大脑。这可能是很多人在压力大时会胃部不适或腹泻的原因之一。另外，消化道里的细菌对我们的大脑也有很大影响（Del Colle et al.，2020；Grenham et al.，2011）。

我们每个人身上携带的细菌和其他微生物，重量大约 2 磅[1]。事实上，我们身上的细菌数量大约是人类细胞的 10 倍，我们的生存以及机体的正常运作都离不开它们。细菌对于消化和免疫是必要的，而且大脑需要它们（Rogers et al.，2016）；它们不但能生产血清素、多巴胺、BDNF，还能生产很多对大脑有影响的物质。这些影响有些是有益的，有些是有害的，取决于具体情况——在某种程度上，取决于我们消化系统中具体的细菌组合。基于这些发现，研究人员想知道：为肠道提供特定种类的细菌，是否有助于孤独症和双向情感障碍等精神疾病的治疗。很多研究已经表明，益生菌可以减少焦虑和压力，降低应激激素水平。有充分的证据表明，孤独症、精神分裂症、抑郁症和双相情感障碍患者消化系统中的细菌组

---

1. 根据国际度量换算标准，1 磅 ≈ 453.6 克。——译注

合发生了改变。因此，研究人员也在研究益生菌是否有助于缓解这些疾病的症状。这些结果虽然还不具备广泛应用的条件，但足以证明进一步研究的合理性（Genedi et al., 2019; Sarkar et al., 2016; Sharon et al., 2016; Zhou and Foster, 2015）。

显然，如果肠道细菌与精神疾病确实会相互影响，那么精神疾病一定有很大的生理成分。细菌会引起其他生理疾病，如肺炎和膀胱感染，而且细菌对很多精神疾病有一定的影响。因此，精神疾病不可能只是心理上和文化上的疾病。细菌的变化往往会引起身体和大脑发生变化，而这反过来又会引起心理发生改变，从而发展成精神疾病。作为人，我们不能把精神和身体分开，因此我们也不能简单地把疾病分为心理疾病和生理疾病。

生理机制都弄清楚了吗？

关于精神疾病的生理机制，证据充分，而且效力强大。对于每种主要精神疾病，我们都有头部扫描研究、显微研究、神经递质研究、遗传研究、激素研究和炎症研究。在每个类别中，都有数百甚至数千项这样的研究。无论是在本书里，还是上网搜索，你都可以找到这些研究。你可以看到精神疾病造成的脑组织损失、脑功能障碍、激素变化和炎症反应的相关图表。关于精神疾病是不是一种生理疾病，目前根本没有进行这个科学辩论——所有医学研究人员都认为精神疾病是生理疾病。这个争论很久以前就解决了，现在主要研究：精神疾病患者的大脑是怎么出问题的，精神疾病怎么与其他生理反应相互影响。

大家肯定很疑惑，既然已经得到了这么多惊人的研究发现，为什么我们还没把精神疾病完全研究透彻。为什么我们不做个头部扫描来诊断精神分裂症或 PTSD？为什么不进行实验室检测来测量炎症反应或激素？这样我们就能以医学上的精准度来诊断和治疗这些疾病。既然我们对这些疾病的生理机制了解得已经这么深入，那为什么我们还没有治疗这些疾病的药物呢？

事实上，对于精神疾病生物学的**已知方面**，我们已经了解得很深入了，但其**未知方面**也还有很多。大脑是世界上最复杂的物体，要想彻底研究清楚某一种精神疾病到底是患者出了什么问题是极其困难的。对于某些疾病，比如阿尔茨海默病，我们可以通过头部扫描进行诊断。但是，这些头部扫描并不比精神科医生的问诊精准多少，因此花费数千美元来做这个检查并不值得。特别重要的一点就是，精神科医生和其他训练有素的专业人员实际上非常擅长用他们的大脑（知识经验和直觉）来诊断精神疾病。换句话说，人脑仍然是专家们用来诊断大脑疾病的最好工具；因此，实验室检验需要更胜一筹，才能物有所值。另外，虽然我们可以检测激素和炎症水平，但只有在改变治疗方法时，我们才应该做这些检测。在大多数情况下，不管检验结果如何，治疗方法都是一样的。不过，精神疾病的实验室检验正变得越来越普遍。例如，现在的基因检测就很有用，可以帮助我们选择药物，并将药物与每个病人的生物学特性相匹配。当然，实验室检验和头部扫描在未来将成为常规诊断工具。但是，目前它们只是标准的研究工具，偶尔才被当作诊断工具（Rosenblat 等人，2017）。这些技术无疑告诉我们：精神疾病实际上是生理疾病。但是，总体来说，对于精神疾病的诊断，它们的表现并不比人类更好。

虽然生物学诊断还处于发展阶段，但生物学研究已经很成熟了。虽然我们对精神疾病发展过程中的每一个微观步骤还没有足够的了解，但我们知道的已经多得足以确定精神疾病是真正的医学疾病。现在，关于精神疾病和大脑的生物学研究非常之多，甚至没有谁能在有生之年将其全部看完，而且每年还有数以千计的新研究发表。即使只讨论某一种主要精神疾病的最新研究和可能的治疗方法，几卷书都说不完；我在这里也只列举了几个例子，大多数精神疾病我还没介绍，也没有阐述疾病背后的科学知识。其实，我们对阿尔茨海默病、强迫症、神经性厌食症、边缘性人格障碍等疾病的生理机制，已经有了广泛深入的认识。

虽然我们很肯定精神疾病是生理疾病，但对于每种精神疾病是如何发生的、是如何被治愈的，我们还没有清晰透彻的认识。这是为什么呢？问题在于没有找到精神疾病是生理疾病的证据。问题在于如何将海量的生理数据整合成每种疾病的完整图景。这并不是简单的事。到目前为止，我们还不能把所有的数据、所有的拼图碎片整合成一张清晰的图画。考虑到这个拼图（大脑）有大约 1 000 亿个碎片，困难是预料之中的。另外，有一种更简单的方法可以证明精神疾病是生理疾病。在下一章，我们将讨论精神疾病会带来哪些其他医学疾病也会带来的毁灭性后果。我们将认识到：精神 / 心理疾病是可怕的真实存在。对此，每个经历过精神疾病的人都有深刻体会。

宣教建议

·图片最有利于传递信息。人们可以自己看图片，自己做决定。即使是同样的内容，自己看图片与听专家讲也完全不同。

·生理疾病和医学疾病是我们可以看到、摸到、观察到的现实。头部扫描的图片、神经元和神经递质的示意图，以及遗传关系图表，毫无疑问都传达了这个信息：心理功能和精神疾病实际上都具有生理属性。

·最简单的例子就是最好的。本章介绍了几个这样的例子。

·你不需要解释精神疾病的病理生理学，也不需要自称是神经科学方面的专家。相反，你只需要打开进入迷人的脑科学世界的一扇窗，让其他人好奇地看你展示人们在抑郁、焦虑或患精神病时大脑中发生的一些变化。

·根据时间，1~3个例子之后可以得出一个普遍结论——我们有数百甚至数千项关于精神疾病的头部扫描研究、显微镜研究、遗传研究和神经递质研究。怀疑者可以通过互联网搜索引擎轻松地去求证。

·如果人们还在怀疑精神疾病不是生理疾病，那就展示精神疾病对全身的影响，这样可能会非常有说服力。因此，举一两个例子，说明精神疾病会增加炎症水平、影响激素功能、增加患糖尿病和心脏病的风险，是有帮助的。

·单靠这些材料，可能无法说服所有人。看了这些研究，有人可能会提一些无法解决的复杂问题；但这些材料可以传递一个无可争辩的事实，即精神疾病是真实存在的。第五章中介绍的材料，可以证实这个观点：精神疾病在医学上是真实存在的，因为它是致命的、致残的，而且对身体极具破坏性。

▶第五章
精神疾病是严重的

片面的观点：

精神疾病和很多身体疾病一样严重。

全部的真相：

精神疾病比大多数身体疾病更严重。

本章要点

- 我们害怕生病，因为它会导致死亡、残疾和病情恶化。

- 精神疾病造成的死亡、残疾和恶化程度与其他医学疾病相当。

- 自杀是 10~35 岁人群的第二大死因，是 18~65 岁人群的第四大死因。

- 在美国，精神疾病是导致残疾的第一大原因。

- 慢性精神疾病会增加患糖尿病和心脏病等其他医学疾病的风险，而且会导致身体加速衰老，缩短寿命。

本章导言

医学疾病必然会导致生理功能障碍，但生理功能障碍不一定会发展成为医学疾病。单独的生理功能障碍并不表示疾病。每个人凭直觉都知道，疾病也会带来痛苦和残疾。不用医生讲，大家都知道疾病的客观特征：医学疾病会致人死亡，抑制正常功能，并导致身体恶化。虽然要证明精神疾病涉及生理功能障碍是相当复杂的，但查找精神疾病引起的残疾、死亡和共病的文献就相对容易很多。这些数据为精神疾病的真实性提供了最有力、最重要的论据，因为杀死我们的疾病无疑是真实存在的。

这些信息也证明了精神／心理健康治疗的必要性，而且是有效宣传的关键。所有的医学治疗都有风险，精神／心理健康治疗不但有风险，而且颇有争议。精神药物可能导致或诱发糖尿病、高血压、心律失常、胃溃疡、永久性神经系统问题，以及其他一系列严重后果。其他生物疗法，如电休克疗法，也有很大的风险。即便是心理治疗，花费也很高，而且很耗费时间。接受心理治疗的患者情绪非常脆弱，并处于情感创伤和心理治疗师情感剥削的风险之中。即使经过几个月的心理治疗，患者也很难评估他们所接受的治疗是否有效，或者治疗师是否真的值得信任。

是否值得花费那么大的成本和时间，冒那么多风险进行精神／心理疾病的治疗，只能用一种方式进行评估——相较于不进行治疗，接受治疗是否能带来更好的结局。换句话说，如果精神／心理疾病不会造成严重的健康后果，那治疗就没有必要。中重度精神疾病的累积后果是毁灭性的，即使是轻度疾病也会给患者带来重大的长期负担。精神疾病的致死率和致残率，与其他医学疾病大致相当，而且精神疾病会导致很多其他慢性疾病。这些事实很容易理解，而且为宣教提供了一个无可辩驳的理由：精神疾病在医学上是真实存在的，而且迫切需要进行治疗。

为什么要关注医学疾病？

我在接受医学培训那会儿，经常幻想自己生病。承认这一点让人很为难，但我很羡慕医院里的某些病人。当然，不是所有的病人。他们中的一些人痛苦至极，甚至濒临死亡。我为这些人感到难过，我不羡慕他们。但我被弄得筋疲力尽，工作过度，压力很大，因此我就梦想有一天生病住院——患某种可以治愈的疾病。那样的话，我就可以请病假而不占用有限的假期；这样就没人会让我随叫随到，也没人叫我在凌晨4点起床去查房；大家就会带着好吃好喝的东西来看我。除了躺在那里接受别人的照顾，我什么都不用负责。如果做的是胆囊切除之类的手术，那我就可以躺在床上几个星期，等康复了再回到工作岗位。这样岂不是很好吗？这岂不像度假一样，甚至更好？因为没人会要求我把没做的工作都补回来。

我现在认识到，生病住院并不是什么好事。那种感觉实在是太糟糕了。在医院里根本没法放松，即使是在家里，生病也会很快让生活变得无聊乏味。生病绝不是度假。幸运的是，我在医学培训期间没有生过大病。但是在接受精神病学培训期间，我确实差点生了场大病。那天凌晨4点左右，左下腰一阵奇怪的剧烈疼痛把我痛醒了。太痛了，于是我站起来，到处走动，看看能不能自己缓解。我拿它毫无办法。这种疼痛太严重了，不像是肌肉或关节痛，也不像是消化问题。不知道是什么病，但情况越来越糟了。我开始担心起来。我怎么了？大约15分钟后，还是很痛，于是我开始穿衣服准备去医院。这一下，真是痛得撕心裂肺。除了那种强烈而纯粹的痛，我脑子一片空白。这时，我绞尽脑汁搜寻可能的医学解释。因为我那时刚从医学院毕业，我很快就得到了最糟糕的诊断——夹层主动脉瘤。我以为我的主动脉就要爆炸了，我短暂的生命就要在卧室壁橱前结束了。我可能都撑不到医院了。我真的吓坏了。然而，奇怪的是，当我走到急诊室的时候，疼痛有所缓解了。到我看医生的时候，疼痛已经完全消失了。我觉得自己像个骗子，就像那个喊"狼来了"的孩子。我感觉非常窘迫，以至于后来检查发现我尿液带血时，我开心极了。这不是我编的！结果发现我只是得了肾结石，这种病非常痛苦，但一般不会危及生命。治疗持续了几个星期，导致我的工作断断续续，而且我很担心能不能治好这个病。

我之所以讲这些故事，是为了说明生病的感受。当我们病了，病得很严重的时候，我们或多或少地会关注疾病的生理特性。我们关心影像学和实验室检查的结果，我们关心自己所患疾病的研究情况。但是，我们关心的原因只有一个——医学疾病打乱了我们的生活，正在威胁我们的生命。如果医学疾病没有给我们带来不良影响，那它也就只是让生活稍微有趣点而已，那它对我们个人或社会来说也都不重要了。如果我们想要了解精神疾病到底有多真实、有多严重，那我们就要先了解一下这些疾病有多常见，可能造成什么不良后果。

医学疾病会造成什么不良后果？不需要看教科书，大家都能回答这个问题，但是在临床实践中，可以把这些不良后果分为三种。第一种是死亡。这很好理解。人得了重病，不是活就是死。第二种不良后果是残疾。人可能不会死，但不能再工作了，或者不能再做家务了，或者不能再出门了，或者不能再做自己认为重要的那些事情了。人即使没被医学疾病夺去生命，但也可能落下终身残疾。最后，第三种不良后果是身体机能衰竭。人可能没被疾病夺去生命，也没落下残疾，但健康状况随着时间流逝而不断恶化。身体变得越来越虚弱，越来越没有力量，变得更容易感染其他疾病。健康状况每况愈下，甚至因为其他疾病而在很年轻的时候就去世了。糖尿病和高血压等很多慢性疾病，都可能导致这种情况。这就是医学疾病的三个可怕后果：死亡、残疾和身体机能衰竭。

如果我们想知道精神疾病是否真实存在，那么我们需要从医学疾病的角度来看待精神疾病，看它是否会造成与医学疾病相同的后果。不管精神疾病的生理机制是什么，如果精神疾病只是让人烦躁，类似于心情不好或觉得一天很倒霉，那可能不应该将它与严重的医学疾病归为同一类别；人们应该忽略这些症状，坚强起来，继续生活。也许精神疾病是真实存在的生理疾病，只是没有造成其他疾病会造成的那些生理后果。当然，没人想要感到焦虑或抑郁，但这些感觉确实没有患癌症或心脏病那么糟。不是吗？或者真有那么糟？我们真的能进行比较吗？是的，我们可以比较。在本章，我们将使用相同的医学标准来比较精神疾病和其他医学疾病都会造成的医学后果——死亡、残疾和身体机能衰竭。

致死率

很多时候，我们会本能地认为，精神疾病并不会真的致人死亡。这些症状是精神/心理上的，焦虑症或幻觉症这样的精神疾病怎么会致人死亡呢？也许精神疾病就像一场噩梦。当我们从这场噩梦中醒来时，我们如释重负，发现这个梦不是真实的，也伤害不了我们。我们认为"这都是脑子胡思乱想引起的"。如果人们只是认为他们的精神症状是"脑子在胡思乱想"，那有什么害处呢？

当然，在认识到精神疾病确实会致人死亡之前，我们经常都会这样想。精神疾病可以通过这种方式非常迅速地直接致人死亡：自杀。不只是抑郁症会导致自杀，而且药物滥用、焦虑症、精神分裂症和双相情感障碍等精神疾病也会导致自杀。这几十年来的潜心研究表明，在美国大约 90% 的自杀身亡者患有精神疾病（Bertolote et al., 2004；Cavanagh et al., 2003；Cho et al., 2016）。因此，我们可以查看自杀率，并很好地估计有多少人因精神疾病而突然死亡。通过这种方法得到的精神疾病致死率，便于与其他医学疾病的致死率进行比较。这是一种"对等"的比较方式，使用我们衡量其他医学疾病的相同标准，来了解精神疾病的真实程度和严重程度。

让人欣慰的是，自杀在儿童中非常少见。可悲的是，如表 5-1 所示，自杀是青少年第二大医学死因，而且是 35 岁左右人群的第二大医学死因。在这些年龄的人群中，只有交通事故造成的死亡人数比自杀死亡的人数更多。考虑到超过 50% 的机动车死亡事故与药物滥用有关，因此其中一些也可能是由精神疾病引起的（Brady and Li, 2014）。

表 5-1 美国 2017 年 10~30 岁人群的十大医学死因

1. 交通事故（29 529）	6. 先天性遗传疾病（803）
2. **自杀**（11 577）	7. 糖尿病（703）
3. 他杀（8 680）	8. 心脑血管疾病（485）
4. 癌症（3 462）	9. 妊娠并发症（475）
5. 心脏病（2 628）	10. 慢性肺病（441）

来源：改编自美国疾病控制和预防中心，2017。

在 35~54 岁的人群中，自杀是第四大医学死因。在那之后（55~64 岁），自杀在致死原因中降至第 8 位；在 65 岁及以上的人群中，自杀不再是前十大医学死因。但是，这并不意味着 65 岁以上的人死于自杀的概率更低。在老年人中，自杀导致死亡的人数与其他年龄段的一样多，只是相比之下，其他死因变得更为常见，将自杀挤出了"排行榜"。同时，阿尔茨海默病这种精神疾病是 65 岁以上人群的第五大死因。因此，精神疾病是 9 岁以上所有年龄组的前十大医学死因（美国疾病控制和预防中心，2017）（见表 5-2）。

表 5-2 美国 1~85 岁以上人群的十大医学死因

1. 心脏病（647 113）	6. 阿尔茨海默病（121 402）
2. 癌症（599 042）	7. 糖尿病（83 562）
3. 交通事故（168 603）	8. 流感＋肺炎（55 514）
4. 慢性肺病（160 179）	9. 肾病（50 554）
5. 心脑血管疾病（146 281）	10. **自杀**（47 168）

来源：改编自美国疾病控制和预防中心，2017。

在 18~65 岁的成年人中，自杀在医学死因中排第四位（见表

5-3）。在这个年龄段，自杀导致的死亡人数超过了糖尿病、艾滋病、中风、肝病或肺病导致的死亡人数。事实上，自杀死亡人数比他杀死亡人数多得多。在这个年龄段，自杀每年导致的死亡人数是他杀死亡人数的两倍多，是所有其他年龄段的三倍多（美国疾病控制和预防中心，2020）。一个人自杀的可能性，是被他人杀害的可能性的三倍多。顺便说一句，很多人担心自己被患有精神病的陌生人杀害，但研究表明，被患有精神病的陌生人杀害的概率小得难以想象——每年1 470万分之一或0.000 007%（Nielsen et al., 2009）。因此，一个人死于自杀的概率，是被患有精神病的陌生人杀害的1 820倍！事实上，精神疾病患者更有可能成为暴力的受害者，而不是施暴者。精神疾病患者遭受的暴力，是普通人的四倍（Hughes et al., 2012）。

精神疾病有多真实？精神疾病真实到足以致人死亡，而且比其他疾病的致死率更高。如果在计算精神疾病造成死亡的人数时，将自杀和阿尔茨海默病合起来，我们会发现精神疾病是美国所有年龄组的第四大死因（美国疾病控制和预防中心，2020）。美国的自杀率正在上升，自1999年以来上升了30%，这是相当惊人的（Stone et al., 2018）。如果这都没有引起我们的注意，那我们也许应该想想，我们是不是在否认这些毁灭性疾病的存在。

表5-3　美国2017年18~65岁人群的十大医学死因

1. 癌症（184 943）	6. 慢性肺病（26 683）
2. 心脏病（137 677）	7. 糖尿病（26 349）
3. 交通事故（110 001）	8. 心脑血管疾病（22 202）
4. 自杀（37 380）	9. 他杀（16 939）
5. 肝脏疾病（27 175）	10. 败血症（血液感染）（10 394）

来源：改编自美国疾病控制和预防中心，2017。

在继续讨论致残问题之前，关于自杀，我想再说几句。首先，想到这个话题我就感到很心痛，无论是对于自杀的人还是他们的亲人。所爱之人死于自杀，这种痛苦我很理解。因自杀而失去某人后的悲伤，与其他任何悲伤都不同。自杀会给生者带来一种特别的羞耻感和强烈的内疚感。当人们想要自杀时，他们几乎总是会想"我就是要让大家都不好过。我死后，他们会难过一阵子，但之后没有我的日子他们会更快乐"。其实，生者不会更快乐。我从没见过哪个人因为亲友的自杀身亡而感到更幸福。我曾经在医院病房里遇到过一位老人，他父亲在他 14 岁的时候自杀了，谈到这件事，84 岁的他仍然泣不成声，至今仍然感到非常沮丧。自杀是如此普遍，造成的痛苦是如此巨大，因此我从来不想通过回避这个话题而否认它给那么多人带来的创伤。

其次，我们需要考虑的是，这些关于自杀的数据是否准确地反映了精神疾病这个致死原因。一份报告显示，54% 的自杀者被诊断患有精神疾病（Stone et al., 2018）；这份报告来自美国疾病控制和预防中心（CDC）从 50 个州中的 27 个州收集的数据。这是很好的数据，但经常被误读。看到这个数字，人们自然会认为 46% 的自杀者没有精神疾病。但是，事实并非如此。事实证明，在过去的一年中，只有大约 40% 的精神疾病患者接受过治疗（Kessler et al., 2005）。因此，大约有同样数量的自杀身亡者的精神健康问题没被诊断，这可能不足为奇。美国疾病控制和预防中心的数据来自验尸官和执法部门的报告；因此，这些数据告诉我们，至少 56% 的自杀者被诊断出患有精神疾病，但它们没有告诉我们其他 44% 是什么情况。从医学上讲，这种情况并不罕见。我在医学院上学的时候，老师告诉我们 50% 的心脏病患者被确认的第一个征兆是猝死——换句话说，死于心脏病的很大一部分人的心脏病从未被诊断过。精神疾病也是这样。因为这些原因，我们查看了关于自杀的更详细研究，得出了有 90% 的自杀身亡者患有精神疾病的论断（在本节第二段中已讨论）。另外，美国疾病控制和预防中心也希望公众认识到，我们不应该假设没患精神疾病的人就没有自杀的风险；导致自杀的原因还有很多，比如药物中毒以及失恋等（Stone et al., 2018）。

致残率

如果精神疾病是致死性的，那它也会致残吗？与其他医学疾病相比，它的致残率有多高？如果你已经仔细阅读了前面的内容，你就不会对这个答案感到惊讶——精神疾病的致残率排在所有疾病之首。在美国，精神疾病是产生伤残损失生命年（years lived with disability, YLD）的首要原因（见图 5-1）。也就是说，精神疾病导致残疾的时间比关节疾病（如关节炎）、肺病（如肺气肿）甚至心脏病导致残疾的时间更长（Murray et al., 2013；Mokdad et al., 2018）。在单一疾病中，重度抑郁症是美国产生伤残损失生命年的第二大原因，也是全球产生伤残损失生命年的第一大原因（Mokdad et al., 2018；Ferrari et al., 2013；世界卫生组织，2017）。如果以伤残损失生命年作为衡量指标，在最主要的 25 个医学致残原因中，有 9 个属于精神疾病（Mokdad et al., 2018）。虽然残疾时间只是衡量医学致残的一种方法，但各种衡量方法一致地发现，精神疾病是致残的首要原因。例如，当研究人员将伤残损失生命年与由于过早死亡导致的健康寿命损失年（years lost to disability）合并计算时，精神疾病仍占"伤残调整生命年"（disability-adjusted life year，DALY）前25个医学原因中的6个（Mokdad et al.，2018）。精神疾病会严重致残。

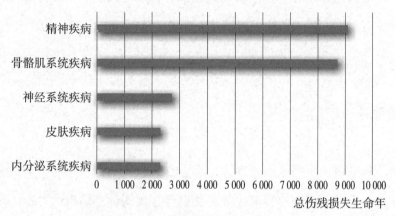

图 5-1　医学疾病与伤残损失生命年

2016年，精神疾病作为一种医学疾病，在美国引起的伤残损失生命年（YLD）超过了任何其他医学疾病。YLDs是衡量残疾的一个重要医学指标。数据来源：Mokdad et al.，2018。

很多人可能会对这些数字嗤之以鼻。有些人在听到"残疾"这个词时，会想到那些不想工作的人，或那些"为了办残疾证而装残疾"的人。这种反应可以理解，但却是错误的。当然，就像人们可能会假装背痛和假装患有医学疾病那样，有些人可能会假装患有精神疾病，但精神疾病仍然是致残的主要原因。我们是怎么知道的呢？因为在世界各国，即使是在那些没有残疾补助甚至没有精神/心理健康系统的国家，精神疾病都是导致残疾的首要原因。事实上，精神疾病产生的全球健康寿命损失年约占所有疾病产生的三分之一，在全球前二十大致残疾病中，精神疾病占了 5 个（Vigo et al., 2016）。这些数字与美国的调查大致相当（Merikangas et al., 2007）。精神疾病会让人严重致残，这与社会是否为残疾人提供救济之间不存在相关性。这是我从生活中了解到的，因为我看到了精神疾病患者的痛苦，他们努力想把工作做好，但总是显得力不从心。他们根本不可能把生病当作度假。相反，他们深深地被内疚感、无价值感和绝望感困扰着。**精神疾病患者是患有精神疾病的正常人。**他们的需求和其他人一样，他们也想高效地工作，也想有所贡献，也希望自己能像其他人那样有优秀的表现。

身体机能衰竭

即使疾病没有导致患者死亡或残疾，它也会对患者的身体健康造成损害。慢性疾病会对身体造成损耗，使人变得更虚弱，更疲软无力，更容易患上其他疾病。最后，慢性疾病会使患者的寿命变短，让患者拖着健康状况日益恶化的身子度过余生。糖尿病就是这样一个众所周知的例子：即使经过治疗，糖尿病也会缩短人的寿命，随着时间的推移，损害患者的身体机能，使他们容易出现肾脏问题、感染和心脏病。糖尿病是人们需要截肢或因肾病而需要透析的常见原因。

精神疾病也会导致这样的后果吗？乍看起来，这似乎不太可能。就是因为看似不太可能，以至于几十年来没有人真正关注这个问题。然而，现在有越来越多的证据表明，精神疾病会对身体造成损害，就像其他慢性疾病那样。一项涉及170万人、包含90多项研究的综述显示，精神疾病将人口的平均寿命缩短了10年。这些疾病包括焦虑症、抑郁症、双相情感障碍和精神分裂症（Chesney et al.，2014）。近年来，药物使用问题的增加是人过早死亡的主要原因，并降低了整个人口的平均预期寿命（Rehm 和 Probst，2018）。总的来说，精神疾病患者在任何特定时间段内死亡的可能性都是普通人的两倍（Walker et al.，2015）。这个数字相当惊人，而且在重型精神疾病患者中，情况甚至更糟。例如，精神分裂症患者在任何特定时间段的死亡风险都是普通人的三倍（Olfson et al.，2015）。

这些死亡绝大多数不是自杀造成的。相反，精神疾病患者更有可能死于心脏病、中风、感染和意外事故。他们死于癌症的可能性也更大，虽然他们在精神疾病发病初期患癌症的可能性并不高（Kisely et al.，2013）。精神疾病是引发其他各种严重疾病的重要危险因素。焦虑症会使中风的风险增加24%（Perez-Pinar et al.，2016）。患有重型精神疾病（如精神分裂症和双相情感障碍）的人，死于心脑血管疾病的可能性要比普通人高出两三倍（Liu et al.，2017）。抑郁症也对心脏有害，无论是情绪上还是身体上。在心脏病发作的人群中，抑郁症会使心脏病再次发作的风险增加一倍。这一风险与糖尿病对心脏病的影响相当（Cohen et al.，2015）。重度抑郁症首先会增加患心脏病的风险，同时也会使患糖尿病的风险增加40%（Rotella and Mannucci，2013）。精神分裂症和双相情感障碍患者一般都存在血糖控制不佳的问题，从而也增加了患糖尿病的风险（Vancampfort et al.，2016）。总的来说，因精神疾病死亡的人数估计占全世界死亡人数的 14%（Walker et al.，2015）。

为什么精神疾病会对身体的伤害如此之大？前面已经讨论过其中的一些原因：精神疾病会扰乱激素，改变消化系统和肠道菌群，并加剧炎症反应（见第四章）。长期的生理压力会对患者身体造成损害，并使其面临很高的罹患其他疾病的风险。根据这些数据可知，慢性精神疾病会加速患者的衰老过程，而且科学家们已经对此开始了深入的研究。其中一个例子就是创伤后应激障碍。和许多其他精神疾病一样，创伤后应激障碍导致人们过早死亡，并使人年纪轻轻就患上更多的老年疾病（如阿尔兹海默病和心脏病）。但是，创伤后应激障碍也会增加其他一些衰老的生物标志物，比如炎症因子。其中最有趣的一个标志物是端粒长度。端粒指的是染色体末端特定的 DNA 重复序列。当细胞分裂时，端粒会变短，因此端粒是反映细胞衰老的一个很好的标志。端粒越短意味着细胞越老。研究发现，创伤后应激障碍患者（Lohr et al.，2015）以及抑郁症、焦虑症和精神分裂症患者（Vakonaki et al.，2018）的端粒都较短。事实上，很多精神疾病都会以不同的方式加速衰老。研究人员发现，双相情感障碍、精神分裂症和抑郁症就属于这种情况（Kirkpatrick et al.，2007；Koutsouleris et al.，2013；Wolkowitz et al.，2011）。

现实情况如何？

精神疾病是一种严重疾病。它会致死致残，它会损耗患者的身体和大脑，它会增加患者患心脏病和糖尿病的风险，它会使人衰老得更快。精神疾病和大多数其他医学疾病一样严重吗？不，精神疾病更严重。当我们使用与其他医学疾病相同的衡量标准，像对待其他形式的医学疾病那样对待精神疾病的时候，我们可以清楚地看到，与大多数其他医学疾病相比，精神疾病会导致更多的死亡、更多的残疾和更差的健康状况。精神疾病是真实存在的，而且很严重。

从某种意义上讲，这些发现对精神疾病患者来说是一种解脱：我们不是在假装生病。我们并没有让病情看起来比实际更糟。我们不是懒惰，也并非不负责任。当我们要求对精神疾病进行医学治疗时，我们并不软弱。我们会对自己负责的，就像我们患其他疾病时必须对自己负责那样。如果病情严重，我们需要居家休息、康复、照顾自己，寻求治疗并遵从医嘱。我们不需要听这些好心的话——"不要为自己感到难过"，或"爬起来，向别人多学习"，或（更糟的话）"不要再装病了"。

另外，这对我们所有人来说都是一个很好的提醒，当我们遇到精神疾病患者时不要做哪些事情。我们应该像对待其他医学疾病患者那样对待精神疾病患者。我们不应该因为他们生病而看不起他们，也不应该开始对他们说教。试想一下，如果你去急诊病房探望刚经历了心脏病发作的朋友，你会怎么做？你会说"我觉得这都是你自己造成的，你要对自己负责任，别再自怨自艾了，过好你自己的生活吧。你该知道，世界不是围着你转的"吗？没人会这样做。但是，有些人会在急诊病房对刚抢救过来的自杀未遂者说这样的话。在过去，即使是医学专业人员也对那些自杀未遂者缺乏同情，甚至妄加评判。

试想一下，你是否会向癌症患者建议："你知道吗？最好还是停掉你正在进行的化疗。我看到网上说化疗有一些副作用，可能只会让你身体变得更糟。也许你根本就没得癌症。你为什么不停止依赖那些药物，用健康的方式生活进行调理呢？"没人会对癌症患者说这样的话。但是，有些人既非医学专业人员，也不是患者的家属，却建议精神疾病患者停止服药，或建议他们尝试其他的治疗方法。有些人甚至告诉患者他们根本没有生病。因此，应该记住，当我们所爱之人患有精神疾病时，我们不要扮演医生的角色。我自己虽然是名医生，但如果一个人不是我接诊的病人，那我不会充当他的医生；我会当好他的朋友、家人、同事。

我们应该如何对待那些精神疾病患者？就像我们对待那些其他医学疾病患者那样。我们可能会送他们一张卡片，告诉他们我们很关心他们，给他们烤一些饼干，为他们提供约车服务，或问问他们是否有什么需求。我们可能会因为他们生病了而主动向他们提供帮助，而不是坐等他们向我们求援。我们要尊重精神疾病患者的隐私，但不能忽视他们。最重要的是，当我们主动提供帮助时，我们要倾听他们想要我们做些什么。我们必须倾听并敏锐地做出回应，就像我们对待其他病患那样。

一方面，精神疾病的医学现实有助于我们为那些患有精神疾病的人提供支持，也有助于当我们自己患有精神疾病时避免感到内疚和羞耻。这是一种解脱，也是一种肯定——遭受精神疾病折磨的人并非低人一等，而且没有过错。另一方面，精神疾病具有很强的破坏性。如果患了精神疾病，人们可能会因这些问题而寝食难安：我会早死吗？我还会得其他疾病吗？我在说话时，身体会崩溃吗？

答案是，我们并非劫数难逃。本书后面部分介绍了一些关于精神疾病的好消息，但我现在想说的是，当我们展望未来时，精神疾病这个主题不应该让我们感到沮丧。我们应该感到深受鼓舞。在人类历史上，我们第一次从科学上知道，精神疾病是真正的医学疾病，第一次有了真正的经过科学检验的精神疾病治疗方法。精神疾病并非毫无治愈的希望，而是越来越有希望。

　　第七章中，我们将重点讨论精神疾病的治疗，在这里我举几个例子说明我们为什么不是劫数难逃。确实，精神疾病会加速细胞老化（使端粒变短），但你知道有些治疗方法是激活某种酶从而延长端粒吗（Bersani et al., 2015）？精神疾病会导致神经元枯萎和凋亡，但很多精神治疗（包括药物治疗）和其他因素（如运动）会促进神经元的发芽和生长（Baek, 2016; Hunsberger et al., 2009）。我们确实可以在头部扫描中看到大脑的异常活动，但其他头部扫描研究证实了心理疗法（谈话疗法）和精神药物都可以改变这些情况（Barsaglini et al., 2014）。

　　精神疾病是导致死亡、残疾和机能衰竭的重要风险因素，但它只是众多风险因素之一。例如，你可能患有精神疾病，并有患糖尿病的风险，但你的家人可能没有糖尿病（遗传因素）。即使你的家人患有糖尿病，你也可以通过改变饮食和运动（生活方式因素）来降低风险。长期保持健康的最大因素之一是控制你的压力水平，我们有很多好方法可以有效管理压力。甚至诸如社会支持（与他人的联系）和精神信仰也被证实可以减轻炎症，改善整体健康，延长寿命（Shattuck and Muehlenbein, 2020; Uchino et al., 2018）。换句话说，没有人是劫数难逃的。我们现在可以用来治疗精神疾病的方法比以往任何时候都多，而且未来我们可用的资源会更多。

为什么会有这么多争议？

那些阅读了"精神疾病是真实存在的"这一章后，再重读第三章"精神疾病是神话吗"的读者，会感到有点困惑。一方面，因为有成千上万的研究告诉我们，精神疾病是真正的生理疾病，会带来真正的医学后果。另一方面，对于精神疾病是否只是一种文化建构或只是一种虚构疾病，以及精神疾病的医学治疗是否有害无益，仍然存在争议。如果科学对此已经有了清晰的认识，那为什么会有这么多争议呢？

心理疾病 vs 生理疾病？

为什么争议仍然存在？我想可能主要是这两个原因，虽然可能还有更多原因。第一个原因是文化方面的：我们的文化逐渐接受了这样一种观念，即某些疾病可以同时具有心理和生理属性。我是在二十世纪六七十年代长大的，那时大家直觉上认为，疾病要么是生理上的，要么是心理上的。心理疾病可能是指智力上的、精神上的甚至情感上的疾病，但肯定不是指生理上的疾病。身体会崩溃，会患生理疾病，但心理和精神不会。因此，我认识的人都认为，如果一个人有糖尿病这样的生理问题，那他应该服用胰岛素这样的药物。当涉及心理问题时，事情变得复杂起来了。我们都觉得，应该对思维、情感和行为加以控制。当然，人们有时确实会失控、发脾气、打架或被悲伤冲昏头脑，但他们被告知要"控制住自己"，要"振作起来"。我们都希望有自我控制能力，"要么好好干，要么就滚蛋"。如果我们失控了，那是一种耻辱，是自己人生的失败，也是道德败坏。如果精神疾病不是生理疾病，那么它们一定是心理疾病。如果是心理疾病，那么服用药物甚至看医生都是没有意义的。为心理问题寻求物理治疗，听起来就是个错误。不仅如此，心理疾病就是道德败坏，就是人生的失败。因此，人们觉得用医学方法治疗心理问题不太可靠，而且会觉得羞耻。

发生了什么改变？科学发生了变化，神经科学发生了一场革命。今天，我们有了不同的认识。我们知道心理事件——思维、情感和行为——既是心理的，也是生理的。由于精神生活也具有生理基础，因此它也会受到生理疾病的影响。在某种程度上，心理疾病也具有生理基础，应该进行生理治疗和医学治疗。然而，旧的思维方式很难改变（Ahn et al.，2006），人类仍然表现出一种将生理疾病与心理疾病分开的倾向（Bloom，2004）。文化变迁往往是一代代地逐渐发生的，因此很多人仍然模糊地感到精神病学和心理健康治疗在道德上有问题。

第二个原因是科学方面的：我们仍然没有完全了解精神疾病。我们还没有弄清楚所有的生理问题。我们的研究已经很深入，足以肯定精神疾病是生理疾病，但我们还不知道每一种精神疾病的发病机制。我们通过使用药物和住院来治疗精神疾病，但却对我们所治疗的疾病没有完全透彻的了解。怎么会这样？因为大多数精神疾病都是综合征，而不是单一疾病。这种说法听起来很奇怪，值得解释一下。你会发现，花点时间理解这种区别是值得的，因为它有助于我们理解关于精神疾病的很多争论。

综合征 vs 单一疾病？

什么是综合征？综合征这个医学术语指的是一系列的体征和症状。体征是医生能客观看到的，而症状是病人报告的。病人告诉医生自己的症状，然后医生检查病人的疾病体征。一组体征和症状一起构成了一种综合征。但是一种综合征可以有许多不同的医学原因。例如，感冒（上呼吸道感染）是一种综合征。一个人可能会有喉咙痛、鼻塞、疼痛和疲乏等症状，以及发烧、咳嗽和喉咙红肿发炎等体征。然而，很多原因以及很多病毒都可以引起感冒。细菌也能引起感冒，链球菌性咽喉炎就是细菌感染引起的感冒症状的一个例子。有时，甚至过敏也会使人觉得自己感冒了，虽然我们通常可以分辨这两者之间的区别。因此，虽然感冒可能有不同的原因，但感冒是一种综合征，也就是一种疾病。很多人对疾病从来没有这样的理解，但肺炎是一种具有多种不同原因的综合征，高血压也是。综合征都是这样，即一种疾病可能有几种不同的致病原因。

当我们能将一种综合征与根本病因相匹配时，我们就称其为疾病（见图 5-2）。例如，链球菌性咽喉炎是一种疾病，因为我们可以将综合征（上呼吸道疾病）与根本病因（链球菌感染）相匹配。像上呼吸道感染这样的综合征仍然是一种真正的疾病，即使我们不知道病因。当我们能够诊断出确切的病因（如链球菌感染）时，我们就称其为疾病。

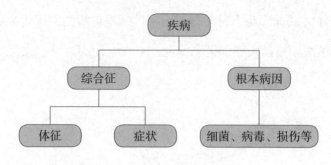

图 5-2　综合征与疾病的区别

综合征是一组常见的医学体征和症状。综合征可能有多种潜在原因。当我们知道造成一种综合征的根本原因时，我们就可以将其诊断为一种疾病。

　　抑郁症是另一种由多种原因引起的医学综合征。例如，甲状腺功能减退（甲状腺机能减退）、维生素 D 缺乏以及其他很多医学问题都会导致抑郁症。很多药物都能让人抑郁，很多人因为过量饮酒而患上抑郁症。然而，我们并不知道大多数重度抑郁症患者可能患有哪些疾病。事实上，可能还有数百种不同的潜在致病原因有待发现。大多数精神疾病可能都是这样。例如，可能有 20 种不同的自闭症，30 种不同的精神分裂症，40 种不同的焦虑症。我们知道这些都是生理疾病，就像我们知道感冒也是生理疾病那样。但是，我们不知道所有的潜在致病原因，因此现在我们的研究和诊断都集中在综合征上。

　　这种关于精神疾病根本致病原因的不确定性，不应引起任何人的恐慌。在医学的每个分支中，对于我们治疗的那些综合征，我们并不知道其所有发生原因。我们并不一定知道是什么导致了每个患者的高血压，但我们仍然可以用医学方法对它进行治疗。偏头痛也是这样，但没有人怀疑偏头痛的真实性，医生也会毫不犹豫地针对偏头痛开药。很多自身免疫性疾病的致病原因尚不清楚，但它们仍然真实得可怕。因为大脑是如此复杂，所以我们需要更多的研究来界定所有的潜在疾病，这并不奇怪。但是，我们不需要研究就能确信精神疾病是真正的医学疾病，就像我们不需要研究就知道肺炎是真正的医学疾病那样。

我认为，这种不确定性是当今有关精神／心理疾病的大多数争议的根源。精神科医生确实会聚在一起组成委员会，投票决定 DSM 中达到什么标准才算是精神疾病。但是，他们并不是在编造或虚构疾病。相反，他们观察并研究是什么构成了一个明确的医学综合征（明确的体征和症状集合），并有证据证明它在医学上是真实的（会带来对健康造成影响的生理功能障碍）。他们决定对这些进行多次研究，并邀请公众和其他心理健康专业人员提供反馈。所涉及的决策既不神秘，也不武断。

为什么专业人员会遇到这种麻烦？他们为什么费尽周折也要定义精确的医学综合征？原因有两个：诊断和研究。如果大家都能对这些疾病（综合征）的定义达成一致，那么患有同样问题的人就可以用同样的方法进行诊断。一旦患者被确诊，他们就需要治疗。对这些疾病的共识，意味着我们对特定综合征的治疗方法已经得到了研究证明。例如，我们有数千项关于治疗抑郁症的研究，这些研究指导医生和其他心理健康专业人员应用科学的治疗方法，还指导研究人员发现治疗这些精确定义的综合征的方法。因此，对于精神分裂症和强迫症等疾病的诊断和治疗，医生和研究人员都持相同的观点。

最后，了解我们正在研究综合征，有助于解释为什么现在的精

神 / 心理健康治疗有效但不精确。当有人被诊断出患有精神分裂症或躁郁症等综合征时，我们可以提供疗效显著的治疗。但是，我们并不确切知道哪种治疗方法（特别是药物治疗和心理治疗的哪种结合）对哪个特定患者有效。每个人在生理上都是不同的，而且每种综合征都可能有许多不同的成因。因此，我们可以提供一种药物，这种药物对大多数患有这种综合征的人有效，但不确定这种药物是否对某个特定的人疗效最好。

这种治疗困境在医学实践中很常见。在医生猜测出某种综合征（如耳部感染或鼻窦感染）的病因后，大多数人都会服用抗生素。在多数情况下，医生对哪种抗生素最有效进行有根据的猜测，他并不知道哪种细菌是感染的原因，也不确定是否存在细菌感染。如果患者对这种抗生素没有反应，医生可以更换抗生素或进行进一步的检查。

精神 / 心理健康问题的治疗也是这样。我们先试一种可能有效的药物，但如果无效，我们就换药，或对疾病重新进行评估。在某种程度上，这是一种猜测，但这种猜测是有根据的，而且是经过缜密思考后做出的，有可靠的科学支持。大多数人的症状最终会得到部分缓解或完全缓解，但不幸的是，他们必须坚持治疗，就像糖尿病或高血压患者需要一直接受治疗那样。单靠药物并不总是有效，通常情况下，应该将药物治疗与其他干预措施结合起来，如饮食和运动，才有望获得理想的疗效。

将来，我们不再局限于有根据的猜测。我们会进行实验室检验和头部扫描，并精确地知道哪种治疗方法最有效。这些都会实现的，因为已经开始这方面的尝试了。虽然这一过程在精神病学中才刚刚开始，但在肿瘤学等专业中已经取得了很大进展。对于某些类型的癌症，患者可以通过基因检测，从而准确地知道哪种治疗方法最有效。这种精准治疗，将彻底改变包括精神病学在内的大多数专科治疗。这只是时间问题。

另外，现在的情况并不像大多数人想象的那么可怕。没有透彻地了解并不意味着我们什么都不了解。我们已经对精神疾病有了深入的认识，但也有很多方面是我们还不知道的。我们知道精神疾病是真实存在的，我们也知道我们的治疗方法是有效的。但是，我们还有很长的路要走，在一无所知与完全了解之间，还有很长一段距离。我们现在走到了中间，这是脑科学历史上让人振奋又恼火的时期。几乎每天都有令人兴奋的新进展出现，但要回答最重要的那些问题，要获得我们所需的救命良方，却需要数年甚至数十年的时间。现在的情况比五十年前好得多，但却比五十年后的情况差了很远。现在，当务之急是缓解精神疾病患者的症状。因此，接下来我们会介绍一些关于精神疾病缓解方面的好消息。

宣教建议

· 证明精神疾病会带来严重医学后果的那些数据，是我们拥有的最核心和最有力的证据。

· 不必对这些数据进行长篇大论。这些数据可以简单直接地说明：精神疾病会致死致残，并损害我们的健康。

· 与其他类型的医学疾病进行比较，比单纯列举原始数据更有说服力。需要说明数据的背景资料：在美国，每年大约有 4 万人死于自杀。这是一个惊人的数字，但对于一个有 3.3 亿人口的国家，这意味着什么呢？

·请记住，对很多人来说，自杀是一个特别敏感的话题。当我们讨论自杀时，我们需要同理那些因亲友自杀而有丧亲之痛的人，并表示同情。

·关于精神疾病会带来什么医学后果的数据，可能特别有说服力，但是对于那些患有精神疾病的人来说，可能特别让人沮丧。他们可能认为自己注定要遭受疾病的折磨，劫数难逃。因此，在解读这些材料的时候，很有必要向他们传递一些充满希望的信息。

·理解综合征和疾病之间的区别，对心理健康专业人员至关重要，对理解 DSM 的性质也很重要。这二者之间的区别，在医学或学术活动中的意义，往往比在公众宣传中更大。

▶第六章

精神疾病不是谁的错

片面的观点：

不良的养育、错误的决定和坏习惯会导致精神疾病。

全部的真相：

每个人都经历过不良的养育、错误的决定和坏习惯，

但只有一部分人因为基因和压力而患上精神疾病。

本章要点

· 父母被无端地指责为精神疾病的罪魁祸
  首，最典型的说法是"精神分裂症源性母亲"
  （schizophrenogenic mother，又被译为令人发疯
  的母亲）。

· 人们指责说：精神疾病是"有毒的精神科医
  生"编造的，他们对这种并不存在的疾病过度
  诊断、过度治疗。

· 最重要的是，患者因精神疾病而遭到无端指责。

· 精神疾病的真正原因不是"精神科医生 + 父母 +
  病人"，而是"基因 + 压力"。

· 没有人可以选择自己的基因，也没有人可以选
  择自己生活中的压力；因此，没有人应该为精
  神疾病负责。

· 坏习惯确实会导致疾病，但每个人都有坏习
  惯。所以，那些因坏习惯而患病的人与有坏习
  惯而没患病的人并没有什么不同。

本章导言

责备、羞耻和内疚一直是精神疾病挥之不去的阴影。每个临床医生都能证明这样一个事实：这些感觉萦绕在患者及其家人的耳边，导致他们拒绝接受治疗、逃避治疗、绝望甚至自杀。我们现有的科学研究至少表明，精神/心理疾病研究从来不会造成低人一等的自卑感、性格缺陷或邪恶影响。但是，向公众证明精神疾病是真实的医学疾病，并不足以结束污名化和病耻感。心理健康专家们已经成功地解决了这个根本性的挑战，说服了公众和政府机构相信——精神疾病是生理疾病。这本身就是一项巨大的成就，是我们精神/心理健康行业的基础。然而，研究表明，仅靠这点并不能消除社会对精神疾病的所有污名化（Mannarini and Rossi，2019）。我们还需要消除对患病风险的恐惧、对不遵守社会规则的固有偏见，并多留意伴随这些疾病而来的贫困。

更重要的是，我认识的大多数患者和家属仍对患有精神疾病感到羞耻和内疚，虽然这有悖于他们对心理健康问题的正确理解。作为精神疾病患者的亲密家人，我对这种感受有真切的体会。我永远忘不了在成瘾治疗中心度过的那个"家庭周末"，在那之前的几周，我就为这个周末感到忧愁恐惧。我知道自己必须去参加，既是出于对家庭的爱，也是因为我无法忍受逃避这件事带来的耻辱。但是，我很不想去参加。作为父母，我曾经多次将自己的过错与家人的问题联系起来。我知道，其他父母可能也会有同样的内疚感，但我也知道他们的过错是可以原谅的。因为这些父母不是心理健康专家，即使是他们造成了孩子的问题，也是可以原谅的。而我却没有这样的借口。我是精神／心理疾病方面的专家，但我觉得自己在为人父母方面做得很失败。我知道自己责任很大，该受责备。

我带着忐忑的心情来到成瘾治疗中心，就像一个孩子去办公室见校长那样。但是，周末的大部分时间都显得平淡无奇。不知何故，我希望自己（作为一名家长）比我在其他治疗场景里（作为一名临床医生）所看到的人们表现得更紧张一些。但是，这里的治疗方法是温和的，没有侵犯性，坦率地说是基础性的。在极度无聊中度过几个小时之后，我才开始思考我听到的内容——"成瘾症和其他疾病不是你的错！"这句话，我在那天听了很多遍，但没有细想，因为我"早就知道了"。这个道理我是知道的，但我从来没把它与自己的情感联系起来，因此这些知识就像硬糖衣那样，掩盖了我个人的内疚感和羞愧感。迷迷糊糊地想了几分钟，我最后感到非常震惊和宽慰——这个道理确实对我有用，可以解决我的内疚感，当时我（和其他人一样）认为自己是唯一的例外。这个认识是如此简单，这一刻是如此轻松。就在这一刻，真正的治愈发生了。

寻求精神／心理健康治疗，需要勇气和谦卑。不管人们对其有多少认识，这种疾病都让人感觉这是人生的失败、性格上的严重缺陷，甚至觉得这是自己也不想的内心颓废。通常，人们直到所有努力都失败了，所有方法都用尽了，才去寻求治疗。在如此绝望而且还这么脆弱的情况下，要接近一个陌生人并说出"我需要帮助"这一明显事实，确实需要很大的勇气。作为临床医生，我们需要记住并对此心怀敬意：第一次把患者带来治疗是非常艰难的，而且在医生干预之前治愈过程就已经开始了。我们要带着谦卑和勇气对待患者和公众。

我们都很熟悉"12 步康复计划"中老生常谈的一句话，即"这不是你的错，但你要对此负责"。作为专业人员，我们有义务反复向患者和家属保证，无论他们有什么过错或有什么缺点，患上这些精神疾病都不是他们的错。我们还有一项责任，即解决患者的痛苦——精神 / 心理健康专业人员对精神疾病患者的指责和羞辱。读者朋友中也许有人促成了"精神分裂症源性母亲"的想法，或者经常告诉病人"是你自己想要抑郁"之类的话。但是，当我们与业外人士交谈时，我们代表的是所有精神 / 心理健康专业人员，包括过去的前辈和如今的同行。我们有责任纠正过去那些出于好意但具有破坏性的错误表述和行为，甚至为此向他们道歉。我们有责任表现出谦卑和纠正错误的决心。

当我们承认错误并处理由此带来的伤害时，更深层的治愈和更强大的联盟就形成了。几乎每次我在进行精神疾病的公开宣传时，我都会回顾我们过去的错误或不妥之处，而且都会得到热烈回应。演讲结束后，经常有听众来找我，说他们在临床治疗中也觉得自己因为精神疾病而受到指责。重点不是要搞清楚专业人员实际上说了什么，或想说什么；而是要认识到这些伤害造成的深远影响，并用礼貌和尊重的态度，处理这些伤害和影响。精神疾病不是任何人的错，这是事实，而且可以让大家都得到解放——临床医生、精神疾病患者，以及他们的家人。

好消息和坏消息

精神疾病非常普遍，我们每个人都深受其影响（见第二章）。精神疾病是真实存在的，就像其他那些医学疾病一样真实。它会影响患者的大脑、免疫系统、消化系统、循环系统和激素系统；它会损害患者的身体，并影响其身体的每个器官（见第四章）。精神疾病的致死率与大多数其他类型的疾病相当，但致残率更高。它缩短了患者的寿命，使他们容易患上其他疾病，如糖尿病和心脏病。精神疾病会加速患者的衰老过程，对其身体和大脑造成长期的损害（见第五章）。无论以医学标准还是别的科学标准来衡量，精神疾病都是一种严重疾病。这是一场规模浩大的公共卫生危机，给社会造成了巨大的代价，给人类带来了无尽的痛苦。

显然，所有这些都是坏消息，很不充分地总结了目前数百万精神疾病患者的负担。现在，有很多人因精神疾病而残疾、心力耗竭、被人孤立或痛苦不堪。很多人正处于这种痛苦绝望的状态，甚至想要自杀。很多人甚至得不到支持和理解，没人帮助他们应对这种疾病。很多人由于精神疾病无法获得足够的治疗资金，生活在贫困之中。为了自己所爱的人，他们的家人也承受着同样的痛苦和担忧。还有很多人已经因为精神疾病失去了家人，生活在由此带来的悲伤和内疚中。

这不是什么好消息，而且有时让人感觉很沉重。但是，这并不是精神疾病的结束，这只是一个开始。面对精神疾病的真相是痛苦的，但真相最终会让人得到解放。仅仅只是了解精神疾病的真相，就能帮助人们更好地应对这些疾病，并减轻他们家庭的负担

（Yesufu-Udechuku et al.，2015；Zhao et al.，2015）。如果全社会都面对真相，那将有助于我们改变对待精神疾病患者的方式，并有助于我们比以前任何时候都更有效地治疗这些疾病。但是，面对真相意味着要对真相有全面的认识，而不是只看到真相的消极一面。作为人，我们往往更关注事物的消极一面，而不是积极的一面；但要对真相有全面的认识，我们就需要看到事物的正反两面（Ito et al.，1998）。因此，我接下来将重点介绍精神疾病真相的积极方面。对很多人来说，真相的积极面和消极面一样难以置信。因此，为了追求真相，也为了得到继续前进的动力，对于积极面和消极面，我们要花同样多的时间进行思考。看到积极的一面，可以给我们希望，让人感受到进步，让人觉得所有这些牺牲最终都是值得的。

这些都是我从自己的亲身经历中学到的。我曾患过精神疾病，我的家人也曾患过精神疾病，而且我每天的工作都与精神疾病有关。我理解生活脱轨、希望破灭、事业中断、身体被毁的痛苦。我体会过病情无法得到控制带来的恐惧，以及因精神疾病失去亲人而带来的终生痛苦。我经历过慢性疾病的残酷折磨，数月、数年甚至数十年的等待，只是为了症状有所改善，哪怕只是一点点。但是，我最终并没有为此感到绝望。我并不觉得那些精神疾病患者的生活消沉气馁。我发现他们很鼓舞人心。每天我都看到胜利，每天我都看到希望。每天我都看到那些非常勇敢的人决不放弃，每天我都看到许多人的精神疾病得到好转。我环顾四周，看到科学在发展、社会在变化。我并不感到绝望，我相信每个关注精神疾病的人都应该以某种方式传递这种希望和乐观。不然，在社区诊所、大众论坛和私人住宅中，怎么会有这么多人继续向精神／心理疾病开战呢？

我接下来介绍的这些内容，是精神疾病患者及其家人朋友、心理健康专业人员、研究人员和宣教者所取得的进步。他们的共同努力，才使得我们的现在如此美好，这与一百年前比起来简直是天壤之别。现在医学、社会和科学都取得了长足的发展和进步，我们应该感谢那些为此做出贡献的人。我们回报他们的最好方式，是认可和珍惜他们给我们带来的进步，然后在这个基础上继续前进。有很多东西值得欣赏，有很多东西值得庆祝，也有很多东西值得我们未来期许。

显然，关于精神疾病最重要的好消息与治疗方法的进步有关。最终，治愈才是最好的消息，也是唯一的好消息。我们能做些什么来减轻精神疾病患者的痛苦，防止精神疾病带来的死亡和功能障碍？我们有朝一日能治愈甚至预防重大精神疾病吗？第七章将讨论精神疾病的治疗，我们会发现治疗效果比大多数人预期的要好。但在此之前，我们应该花点时间看看另一个好消息——精神疾病不是任何人的错。

对于那些渴望好消息的人来说，这似乎不够振奋人心。毕竟，坏消息给人留下的印象太深刻了。精神疾病的破坏性极强，可以致死、致残和损害我们的健康。精神疾病不是任何人的错，这怎么可能是好消息呢？这么多人都有错，谁会在乎谁有错呢？当我们只是想治好它的时候，谁会在乎别人是否有错呢？当我们只想继续前进并解决问题时，为什么还要花时间争论是谁造成的问题呢？

怪罪游戏

对于精神疾病患者及其家人来说，这些问题的答案很简单：如果你因为患有精神疾病而遭受指责，那你就会关心这是谁的错。几十年来，精神疾病患者及其家人因为这种疾病而备受折磨与指责。他们会告诉你，为什么我们要讨论精神疾病是谁的过错：因为日常闲聊和吹毛求疵自古就有。这是一个老生常谈的话题，从历史上看，精神疾病患者及其家人一直是受指责最多的人。

有句老话是"伤口上撒盐"，但这并不能很贴切地描述你因自己的疾病而受到指责所带来的痛苦。想象一下，你如此绝望和痛苦，以至于想自杀结束自己的生命。然后想象一下，在这种状态下，你都非常痛苦了，急诊室工作人员还冷漠地、蔑视地对待你。想象一下，当一个人被焦虑或幻觉压倒时，内心感到的那种羞耻和混乱。然后想象一下，你最终承认自己需要帮助之后，却被告知这些疾病是你自己造成的。想象一下，孩子患有严重疾病，你作为父母，被告知你孩子的不治之症是你引起的。精神疾病患者及其家人会告诉你，这种指责带来的痛苦可能与疾病造成的痛苦一样严重，一样具有伤害性，一样具有破坏性。指责是困扰精神疾病患者的污名化和病耻感的重要部分，结束指责将非常有助于消除污名化和病耻感。

指责并不是精神疾病相关人群所特有的行为。作为人，每当出了问题，我们总是喜欢责怪别人。我们更关注消极事件，我们的大脑对消极事件的反应比对积极事件的反应更强烈（Ito et al., 1998；Young et al., 2011）。即使是年幼的孩子，也喜欢把坏事归责于他人，而把好事归功于自己（Leslie et al.，2006）。大多数人都不喜欢负面的政治广告，但每逢选举丑闻就满天飞。新闻媒体很久以前就发现，人们更关注负面消极的故事，以及那些贩卖焦虑的故事，而不太关注正面积极的故事（Soroka and McAdams，2015），这可能解释了很多新闻宣传方法被使用的原因。因此，对于精神疾病患者不断遭受的指责，我们不应该感到惊讶。包括医疗专业人员、患者自己及其家属等很多人，都在这个过程中受到了伤害。

责怪家庭

人们经常将精神疾病归咎于家庭，这并不奇怪。成员相互依赖的家庭被认为是酗酒和其他成瘾行为的推手，而情绪不稳定的家庭被认为是抑郁症和焦虑症的温床。但是，有一位家庭成员——母亲，受到的指责比其他任何人都多，其中"精神分裂症源性母亲"这种指责所造成的伤害比其他指责都要大。"Schizophrenogenic"这个词很长，看起来也很正式，指的是精神分裂症的引发因素。在20世纪五六十年代有一种理论认为，特别难相处的母亲可能会导致她们的孩子患上精神分裂症（Fromm-Reichmann，1948）。这类母亲被描述为控制欲强、冷漠无情，同时又过度保护和排斥孩子，把孩子置于"双重束缚"之中。"精神分裂症源性母亲"这个理论一直持续到20世纪70年代，很多的父母因此把孩子的残疾和不治之症归咎到自己身上。这个污名给他们造成的痛苦和情感创伤，是难以想象的。

令人高兴的是，这一理论在20世纪80年代渐渐淡出了人们的视线，再也没有出现过。这个理论一直很有争议，它只是众多理论中的一个（Fry，1962；Higgins，1968），但在当时给人们造成了很大的伤害。这是精神／心理健康专业人员普遍假设的一个例子，即心理疾病是源于幼儿时期习得的行为模式。根据这一理论，人格和心理问题是由学前经历造成的。由于父母对孩子的早期生活负责，那他们必须对孩子的心理和行为问题负责。即使在当时，一些心理健康专家也反对这种假设（Chess，1964）。有位著名的精神病学家发表了一篇影响巨大的论文，创造了"足够好的母亲（good-enough mother）"这个术语（Winnicott，1953）。但是，什么样的母亲才是"足够好的"呢？其他心理健康专家坚持认为，精神／心理疾病根本不是后天习得的，而是纯粹的生理疾病（Gach，2008）。然而，几十年来，父母（尤其是母亲）一直是心理健康领域的"坏人"。

包括精神科医生在内的心理健康专业人员，因为这种破坏性的假设而受到了合适的批评。父母是我们最伟大的盟友，因此，现在的专业人员一想到要将责任归于精神疾病患者的父母，就会畏缩不前（Harrington，2012）。这本不应该发生，我们精神科医生应该向所有遭受指责的父母深表歉意。然而，这个理论并没有反映出研究的失败。相反，正在进行的研究最终推翻了这一理论。研究表明，在精神分裂症患者的父母中，所谓的"精神分裂症源性母亲"并不比其他人更常见（Parker，1982）。

还有很多其他因素也有助于结束对父母的指责，比如美国精神健康协会（Mental Health America）和美国精神疾病联盟等组织的精神／心理健康宣传。美国精神疾病联盟成立于1979年，创始人的孩子患有精神分裂症，而这群父母此前被指责为精神分裂症的罪魁祸首。父母们和那些精神疾病患者一起发起了这场草根运动，以结束这种指责，并对公众开展有关精神/心理疾病的教育，结果取得了超乎想象的成功。他们预计第一届美国精神疾病联盟大会可能只有35人参加，结果来自59个组织的284名代表出席了会议，包括一些著名的精神病学家（美国心理健康研究所，威斯康星州，2020）。如今，美国精神疾病联盟拥有超过168 000名成员，是改变我们应对精神疾病方式的众多重要组织之一。因此，让人感到荒谬的是，心理健康史上最糟糕的一个理论，反倒带来了心理健康史上最具决定性的一项进步。

责怪精神科医生有毒

我们都认为，要有人为悲剧事件"承担责任"，我们也都能理解为什么精神科医生经常成为精神疾病的"背锅侠"。不难想象，精神/心理健康专业人员聚在委员会里，对精神疾病提出看法，将正常人诊断为患有精神疾病，然后给他们开药或进行永无休止的治疗（见第三章）。很多知识分子还在争论不休，认为大多数心理健康症状是服用药物造成的，或是由于没完没了的谈话治疗拖延了治疗而造成的；认为精神科不只是在帮助那些身陷困境的人，更是支撑起了数百万美元产值的行业。虽然这样的指控可能看起来很极端，但有很多图书（每年都还在增加）都打着这样的标题，如：《精神/心理治疗已有百余年，世界却在变得更糟》（Hillman and Ventura，1993）和《有毒的精神病学：为何心理治疗、同理心和关爱必须取代"新精神病学"的药物、电击和生化治疗》（Breggin，

2015）。

我认识很多在精神／心理健康领域工作的人，几乎没有人是为了金钱或权力才投身这项工作的。确实，精神科医生以古怪著称，但我认识的每位心理健康专家都真心地想要帮助人们。任何拥有医学博士学位的人，都可以进入比精神病学地位更高或收入更丰厚的专业，就像很多有能力获得博士学位的人都可以进入比心理学更高薪的领域一样。与我交谈过的大多数精神／心理健康专业人员进入这一领域，是因为他们自己或他们的家人患过精神疾病，他们想为此贡献一点自己的力量。如果这与我们自身无关，我们为什么会被它们深深吸引呢？如果我们没有焦虑症、抑郁症或成瘾症的经历，我们为什么要花毕生精力去理解它们、治疗它们呢？如果我们不喜欢那些患有精神疾病的人，为什么我们会觉得有必要与之合作呢？

虽然需要进行更大规模更系统的研究，但目前的研究表明，精神／心理健康专业人员的精神／心理疾病、心理压力和创伤的发病率，均高于平均水平。大约有四分之三的心理健康专业人员，在其一生中曾患过心理疾病；与其他医学专业相比，他们在童年遭受创伤和被忽视的比例也高得多（Elliott and Guy，1993；Nachshoni et al.，2008；Pope and Feldman-Summers，1992）。在性情方面，精神／心理健康专业人员往往在情感上更敏感，更容易受到负面情绪的影响（Deary et al.，1996）。在发展方面，心理健康专业人员的一个共同特点是，童年时期，他们在问题家庭中充当调解人和照护者的角色，他们在成年后继续扮演这个角色（DiCaccavo，2002；Nikcevic et al.，2007）。我并不是在暗示心理健康专家是圣人。很明显，这些人有很多自己的问题。我的观点是，大多数从事心理健康行业的人都是出于深层个人原因，而不是主要为了金钱或名利。他们之所以选择从事这项工作，通常是因为他们从自己或近亲身上，体会过精神疾病的痛苦。

责怪患者想生病

　　医生因治疗精神疾病而受到的指责，与精神疾病患者所承受的痛苦和污名化、病耻感相比，是无法相提并论的。虽然也有很多例外，但自有历史记载以来，患有严重精神疾病的人通常会遭到嘲笑，或者人们对其避之不及。他们被人嫌弃，没有朋友，极度贫困，无家可归。他们被称为流浪汉、疯子、怪胎、恶棍、魔鬼附身的人、下等人。如果没有被抛弃，他们就会被绑起来，用铁链锁起来，关在笼子里，锁在地下室里，或是关在监狱里。他们遭受了辱骂、毒打、折磨，甚至被强行实施手术。他们被当作动物对待，被处死、挨饿，或者被抛弃。他们是全社会最弱势的人群。过去几代人中为其维权发声者甚少，现在就更少了。对他们的虐待和排斥一直持续到今天。对精神／心理疾病患者的治疗，是人类历史上最伟大的也是最默默无闻的悲剧之一（Powers，2017）。

　　今天，精神疾病患者得到的治疗比历史上任何时候都要好。但是，他们的处境仍然严峻，尤其是那些患有重型精神疾病的人。患有精神疾病的人更容易陷入贫困（Muntaner et al.，1998）。他们成为暴力和犯罪受害者的可能性是普通人的三四倍（Teplin et al.，2005）。他们更有可能被关进监狱。截至2005年，监狱中患有重型精神疾病的人数是精神病医院里的三倍。美国精神病院的床位数量，已经从20世纪50年代的每300人一张，减少到现在的每3 000人一张（Torrey et al., 2010）。此外，被监禁的精神疾病患者的比例也在上升。研究估计，15%的男性囚犯和30%的女性囚犯患有重型精神疾病，约有一半的囚犯在服刑期间被诊断患有精神疾病（Al-Rousan et al., 2017）。还有很多人患有轻型精神疾病，包括创伤后应激障碍和成瘾症，这些疾病仍会导致残疾和死亡。在监狱中，相较于普通囚犯，患有精神疾病的囚犯更容易遭受性侵犯和身体攻击。据报道，囚犯的自杀率比普通民众高出三到六倍（Fazel et al., 2016）。

即使是对于那些患有中轻型精神疾病的人，这条路也并不容易。长期以来，治疗师和医生们都认为，如果经过治疗而病情未能得到改善，那么患者可能是有过错的。从20世纪50年代到80年代，大多数（虽然不是全部）知识分子认为精神疾病是后天习得的行为，人们可以通过自我改善来纠正这些行为。这种观点有很多道理，它赋予了数百万人解决自己个人问题的自主权。这一理论隐含的意思是，精神疾病是人们在童年时期"习得"的，因此至少他们在小时候没有被指责患有这种疾病。潜在意思是，患有精神疾病的人有能力好转，而那些没有好转的人通常被认为是他们自己在延续疾病。在某种更深层面上，他们"选择"生病而不是康复。从这个意义上讲，该理论指责人们未能治愈自己的精神疾病是因为他们自己没努力。

其中一个例子就是抑郁症的治疗。人们指责患者说他们是自己"想"变得抑郁或丧失行动能力，他们是在"自我破坏"，他们是想逃避责任或获得关注。关于抑郁症的畅销书（甚至有些书还不错）都有如《幸福是一种选择》（*Happiness Is a Choice*）这样的书名（Minirth and Meier，1978）。医生通常认为患者是想"再度获益（secondary gain）"，即通过生病得到他人的同情和帮助。许多医生（包括相当多的治疗师）认为，抑郁症是"转向内心的愤怒"，是一种对痛苦和失败的潜在渴望（Burns，1981），甚至其患者是受虐狂。这意味着，抑郁症患者必须学会维护自己、表达愤怒。在我工作的一家精神病院，曾经就有过让抑郁症患者用牙刷清理浴室，让他们做一些很具有羞辱性的工作，希望以此"激发他们的愤怒"。有趣的是，医院认为这样可以帮助他们摆脱抑郁症。

虽然那些日子已经过去很久了，但我们现在仍然会听到这样的话："你真的想有所好转吗？"（Borchard，2018），"多运动就好了！"（McColl，2018），以及"不要为自己感到难过"（Time to Change，2012）。我个人最喜欢的是"别那么消极悲观"（McLaren，2017）。天啊，要是这些话就能治好精神疾病，那心理健康专业人员的工作该是多么容易啊！当然，多运动、多积极思考和减少自我否定，有助于抑郁症的缓解，这是有道理的。但是，当抑郁症患者听到这些好心建议时，他无意中得到的信息是"只要你把这些事做好了，你就不会抑郁"。那些患有其他精神疾病的人，也说曾经有过类似的经历。正如喜剧演员米奇·赫德伯格（Mitch Hedberg）所说的那样，"人们只会对一种疾病大喊大叫，那就是酗酒"[1]。

---

1. 原文为"Alcoholism is the only disease where they yell at you for having it."，这里的"having it"是双关语，本意为"喝了这杯酒"，引申意义为"患有酒精使用障碍"。——译注

停止指责，基因和压力才是根本原因

现在，我们弄清楚了是什么导致了精神疾病。虽然我们不知道每种精神疾病具体是如何被引发的，但我们确实知道精神疾病的一般原因。精神疾病的病因很简单，就是**基因加上压力**。如果人们没有精神疾病的易感基因，那他们就不会患精神疾病。而且即使有易感基因，如果没有压力去触发它，也不会发展出精神疾病。

我们不能因为人们的精神疾病而责怪他们，因为没有人能选择自己的基因，没有人能选择自己面临的压力。我们不能选择自己的父母，也没有人给我们一张清单，告诉我们哪些基因是需要的、哪些基因是不需要的。我们所有人的 DNA，都是通过父母随机遗传而来的。我们不能选择精神分裂症的风险基因，就像我们不能够选择心脏病的风险基因那样。同样的道理，没有人问我们生活中喜欢什么样的压力；没有人问我们希望自己的母亲什么时候去世，我们什么时候该出车祸，或者我们什么时候该工作得不顺心。明天早上睁开眼睛，我们甚至都不知道这一天会发生什么让我们感到有压力的事，也不知道这一天会过得轻松还是艰难。我们不能选择自己面临的压力，就像我们不能选择自己的基因那样。我们只能尽力应对遇到的那些压力。

在看了大脑的复杂性的介绍之后，人们对"基因 + 压力是精神疾病的根本原因"可能就比较容易理解了。这就是精神疾病的全部原因吗？下面先详细介绍基因，然后再介绍压力。

基因

　　虽然基因使精神疾病成为可能，但基因并不决定一个人是否会患精神疾病。例如，某人携带有精神分裂症等疾病的基因并不意味着这个人一定会得这个疾病。夫妻双方都患有精神分裂症，其子女通过遗传得到很多精神分裂症的基因，但患上这种疾病的概率大约只有 50%。同卵双胞胎也是这样，如果其中一人患有精神分裂症，那么另一个人也有 50% 的可能患有精神分裂症（Riley and Kendler，2006）。这个比例很高，但离 100% 还差得远。再比如，另一种疾病创伤后应激障碍，人们至少要经历过一次创伤才可能会患上。因此，创伤带来的严重压力是这种疾病的绝对必要条件。有意思的是，绝大多数人（约 70%）经历过创伤（Kessler et al.，2017），但只有少数人（约 7%）会患创伤后应激障碍（Kessler and Wang，2008）。为什么？原因很复杂，但肯定涉及遗传学（Smoller，2016）。基因正常的人患创伤后应激障碍的风险较低，即使是在经历了很多次创伤之后也是如此。其他某些人可能对不良经历相当敏感，即使只是较小较轻的创伤，也会让他们患上创伤后应激障碍。因此，基因会给我们带来精神疾病的风险，但基因本身并不会带来精神疾病。基因并不决定命运。

　　为什么会这样？因为任何一种特定的精神疾病都不是单基因疾病。相反，与精神疾病相关的基因有几百个，其中大多数基因对患病的风险"贡献"很小。虽然精神疾病有很高的遗传风险，但也有些人从来没有患过精神疾病。我们只是携带有疾病易感基因还不足以致病，我们的成长经历（我们与环境的交互影响）起着决定性的作用。成长经历甚至可以开启和关闭基因，使它们在 DNA 中得到表达或处于休眠状态（Nestler et al., 2016）。成长经历加上基因，也决定了我们大脑的物理连接和功能。因此，压力和基因必须相互作用，才能导致精神疾病的发展。

压力

我们如何最好地理解压力？记住，压力在生理上和心理上都是真实存在的。我们都知道压力在心理上是什么感受：我们会感到心烦、紧张、疲倦、消极、难以集中注意力，等等。当我们有这些感受时，我们的身体就会产生生理上的应激反应。在生理方面，压力会改变我们的激素水平（尤其是皮质醇）、大脑递质（如去甲肾上腺素）、免疫力以及炎症水平。

对于人类和哺乳动物来说，压力是正常生活的一部分。从生理学的角度来看，压力只是有机体对变化的反应（Selye, 1950）。每当我们遇到无法控制或不可预测的变化时，我们就会感到压力的存在（Koolhaas et al., 2011）。变化（好的或坏的）越多，压力也就越大。和变化一样，压力也是生活中必不可少的。人们通常能很好地应对压力，至少在短时间内可以很好地应对。但是，对于持续的压力就不一定了。长期或慢性压力会对身体造成长远影响，看看美国历届总统上任前和卸任后的照片，这在他们身上表现得很明显。慢性压力会让我们有患上精神疾病以及其他多种疾病的风险，它会影响我们的大脑、心脏、血糖和身体的其他器官系统。长期的压力会增加我们患心脏病、高血压、感染和糖尿病的风险，并会加重癌症和关节炎等疾病的病情（Dougall and Baum，2011）。

很明显，很多事情都会引起压力。例如，当我们在工作中遭到批评和感到丢脸时，或者在家里不开心时，我们就会产生心理压力。身体压力的产生方式很多，从睡眠不足到饮食改变再到身体伤害都会产生身体压力。感染、接触铅汞等有害化学物质，都会导致产生生理压力。不只是心理压力，所有类型的压力都可能导致精神疾病。例如，有充分的证据表明，大脑发育中遭受的感染（Anderson and Maes，2013），以及其他压力如营养问题、童年创伤和吸食大麻（Davis et al.，2016），都可能是精神分裂症的重要风险因素。身体压力也会引发抑郁症和焦虑症。正如第四章所介绍的，肠道菌群的变化可能是导致抑郁症和焦虑症风险增加的重要因素。许多其他身体疾病，如慢性疼痛和糖尿病，以及消极和有压力的经历，尤其是创伤经历和遭受虐待的经历（Li et al.，2016），也是精神疾病的风险因素。贫困和失业等社会遭遇，也增加了人们患抑郁症和其他精神疾病的可能（Alegría et al.，2018）。换句话说，身体的、心理的、精神的、社会的和环境的压力源，都可能导致精神疾病，因为它们都会影响人的整个身心。

我们为何不该指责患者？

如果遗传了足够多的易感基因，并给予足够多的压力，任何人都会患上精神疾病。精神疾病不是谁能够选择的，其他疾病也是这样。我们无法控制自己的基因，也无法消除生活中的压力和创伤。

因此，我们不能把精神疾病归咎于任何人。然而，有些人仍然有一种挥之不去的感觉，认为精神疾病真的就是某些人的责任。难道人们做过的那些事对自己的病没有影响吗？毕竟，很多事会让他们的生活更有压力。人们酗酒、抽烟、饮食不良、不运动、超负荷工作而且晚上还不睡觉，以消极的方式思考，以破坏性的方式行动。难道这些习惯不会损害我们的健康吗？这些事件不会导致精神疾病吗？

对于应该把责任归于谁的争论，我们甚至不能仅限定于精神疾病。吸烟的人在某种程度上就"应该"得肺癌或肺气肿吗？饮食不良和肥胖的人就"应该"得糖尿病吗？那些压力大、睡眠不好、不锻炼的人，把自己置于更高的心脏病风险中，谁说他们不应该受到责备？

这种推测在一定程度上是有道理的，因为压力太大会增加我们患抑郁症和焦虑症的风险。吸食大麻会增加我们患精神分裂症的风险。如果我们从不喝酒，就不会对酒精成瘾。因此，也许坏习惯会导致精神疾病，就像坏习惯会导致很多身体疾病那样。为什么不把责任都归到患者身上呢？

我们不能因为人们的疾病而责怪他们，原因是：**压力是正常的，但疾病不是压力的正常后果，疾病是身体在应对压力时出现的异常情况**。换句话说，压力永远是生活的一部分。每个人都有压力，没有无压力的生活。同样，每个人都有坏习惯：有些人喝酒太多，有些人工作太努力，有些人不锻炼身体，有些人从不花时间放松，有些人担心得太多，而有些人却不提前做计划。但是，没有人是完美的，每个人都有坏习惯。因此，患有疾病（包括精神疾病）

的人与其他人没有什么不同。每个人都有压力，但对某些人来说，压力会导致焦虑症或抑郁症。对其他人来说，压力会导致心脏病发作或高血压。并没有什么事件让这些人的身体比其他人更差。几乎每个人都会在人生的某个阶段喝酒，但大多数人不会上瘾。那些未成瘾者的身体，并不比那些酒精成瘾者"更好"。有些人因睡眠不足而中风，而另一些人因睡眠不足而躁狂。压力和坏习惯对我们所有人来说都是常见的。根据我们的基因和成长经历，有些人得病更早，有些人得病更晚。但是，我们所有人最终都会生病，我们所有人都有一些坏习惯，这些坏习惯会导致压力和疾病。这些坏习惯和压力是否会导致我们出现心理疾病或身体疾病，主要取决于"基因＋生命发展历程"。我们没有人可以指责精神疾病患者，说他们比我们其他人更该患精神疾病。

如果精神疾病患者不应该受到指责，那么导致他人患上精神疾病的人呢？父母虐待他们的孩子，"给"了他们 PTSD。犯下强奸和人身攻击等罪行的人，也会导致受害人患上 PTSD。施虐者会使受害人面临很多精神疾病的风险，而不仅仅是 PTSD。虐待和其他创伤，会导致抑郁症、焦虑症、成瘾症，甚至精神分裂症。那么，我们是否可以说施虐者应该为他们造成的精神疾病负责呢？可以这样说，但也不可以这样说。确实，施虐者犯下了可怕的罪行，他们要为自己造成的过错承担道德责任。司机醉酒驾车撞了人是过错方，应该对罪行和受害者的医疗问题（包括 PTSD）负责。但是，如果一个司机醉酒驾车差点撞到人呢？第二个醉驾司机就比第一个好吗？不是！在那一刻，两个司机都一样坏，他们的过错也都一样。他们同样都应该受到指责。在一种情况下，有人经历了骨折或 PTSD 等后果，而在另一种情况下，没有造成这样的后果，但这一事实并不会增加或减少醉驾司机所犯下的错，即使它增加或减少了伤害。相较于没有造成伤害的人，致人受伤者负有更大的责任，但没有更大的过失。两个人都有过错，但前一个人的责任更重。同样，所有虐待孩子的父母都应该受到同样的指责，而且都应该为施虐的后果负责。但是，导致孩子患上精神疾病的父母还要承担帮助孩子治疗这个疾病的责任。

指责 vs 承担责任

患有精神疾病的人有责任吗？是的，他们有责任，但承担责任的方式完全不同。正如匿名戒酒者协会几十年来一直宣传的那样，如果我们生病了，那不是我们的错，但我们有责任为此做点什么。我们所有人都对自己的健康负有责任。我们没有人能完美地处理好自己的健康问题，但我们所有人都有责任在生病时寻医问诊，接受我们需要的治疗，并学习如何照顾自己。我们所有人都要为自己的健康决定负责，我们所有人都要为自己决定的后果负责。我们有责任面对自己的问题和疾病，并对它们采取一些行动。

如果患了重型精神疾病，人们可能会失去为自己承担这种责任的能力。有些人会变得偏执，以至于他们不相信任何人，包括医生和家人。另一些人可能变得非常狂躁，以至于他们根本看不到正在摧毁他们生活的问题。重型精神疾病会削弱我们的注意力和推理能力，并使我们丧失做常规决定的能力。有些人的精神疾病甚至使他们无法察觉到自己患有精神疾病。

这是一个棘手的问题，但也只与其他医学疾病中出现的问题相当。有许多医学疾病都会使人精神错乱、意识不清或不能按他们平常的方式做决定。例如，因车祸而受伤失去意识的人在被送到急诊室时，医生认为此人需要治疗并且毫不拖延地立即给予治疗。同样，当某人昏迷或头部受伤，除非家人有不同意见，否则医生会认为此人需要治疗。一旦病人恢复到正常状态，病人就可以决定接受治疗还是拒绝治疗。这也同样适用于精神疾病。如果患者无法了解自己的疾病和治疗的基本情况，心理健康专家就会假定他们需要治疗。但是，一旦他们病情好转并且能够自己做决定了，他们就有权为自己做出治疗或不治疗的决定。

显然，我们的社会还没弄清楚如何在每个病例中应用这些原则。很多重型精神疾病患者与家人住在一起，但有些患者因为精神疾病而拒绝接受治疗。这种情况令人揪心，还可能影响患者家属做出糟糕的选择。但是，这些都不能改变这个事实，即精神疾病是另一种形式的医学疾病，应该用同样的方式进行治疗。这一切都不能改变这个事实——没有人应该为精神疾病负责。父母和家庭不应受到指责，医生和精神疾病患者也不应该受到指责，更不能把责任归于社会。我们每个人都有自己的责任。但是，精神疾病的悲剧不是任何人的错，这是人生的一部分。精神疾病是人类的一种疾病，是我们大家都可能得的一种疾病。因此，我们应该为每个人提供精心的治疗，特别是那些不幸患有精神疾病的人。

宣教建议

· 对于那些对精神／心理健康护理持怀疑态度的人，一个小小的道歉会大有帮助。

· 为过去犯下的错误道歉，并不意味着全盘否定之前做的精神／心理健康工作。为了帮助那些精神疾病患者，一代代专业人员努力工作，做出了极大牺牲。他们使用了当时最好的治疗方法。

· 因此，对于精神／心理卫生历史上将人分为好或坏两类的叙述，要保持警惕。患者、家属和专业人员，都曾被错误地指责为精神疾病的元凶，但他们也都为更好地治疗这些疾病做出了贡献。我们都在同一条船上。

· 在使用"基因＋压力"作为精神疾病原因的缩写时，请记住：压力并不局限于心理事件，还包括社会、环境和医学（生物）方面的压力。

· 有必要强调的是，基因并不等于命运。许多普通人甚至学者都认为，基因会导致精神疾病就意味着基因决定了结果，而不用考虑环境因素的影响。这是一种误解，必须经常给予清楚明确的解释说明。

· "没有谁应该为精神疾病负责"，这是一个大胆的声明。有些心理健康专业人员认为，施虐者或不负责任的人应该排除在外，因为他们伤害了别人。是否这样，取决于他们在具体事件中对"责任"的定义。

▶第七章
精神疾病是可治疗的

片面的观点：

我们没有治愈精神疾病的良方。

全部的真相：

虽然我们没有治愈精神疾病的良方，但我们的治疗方法的疗效通常与治疗其他慢性疾病（如高血压和糖尿病）的疗效一样好。

本章要点

· 一般来说，精神疾病是慢性疾病，就像糖尿病或偏头痛那样。慢性疾病会持续很长时间，但通常不会很快致死。

· 一般来说，我们没有治愈慢性疾病的良方，因此我们也没有治愈精神疾病的良方。

· 虽然我们无法治愈精神疾病，但我们确实有疗效显著的治疗方法，就像我们可以有效地治疗其他常见医学疾病那样。

· 从统计学上讲，精神疾病的药物治疗与其他慢性疾病的药物治疗一样有效。

· 除了有效的药物治疗，我们还有很多经过科学证实的其他治疗方法（比如谈话疗法、团体治疗等），其中有些疗法和药物治疗一样有效。

· 精神／心理健康的治疗方法之间具有互补性：多种疗法联用比单独使用一种疗法的效果更好。

本章导言

出于多方面的原因，很多人认为精神病学不够科学，低人一等。但是，有两个原因尤为突出：第一，我们并不完全了解我们所治疗的疾病；第二，我们无法治愈我们所治疗的疾病。这两个原因含蓄地将那些从事精神疾病工作的人打上了"二等专业人员"的烙印，他们有值得称赞的同情心，但缺乏现代医生和医疗服务提供者的真正专业知识和技术。简而言之，我们带给病人的是善意，而不是疗效。

在我看来，对我们工作的这种刻板印象，比其他任何一种污名化或病耻感对患者的伤害都要大。它制造了一种假想的绝望乌云，笼罩在所有心理健康治疗之上。我在那些前来接受治疗的患者身上，确实看到了对治疗的悲观情绪，鉴于此，我也能想象出那些没来寻求治疗的患者的绝望。大多数人不寻求心理健康治疗，而那些寻求治疗的患者也有很多过早地放弃了治疗。在我参加过的各种宣教活动中，我没有看到任何过度乐观的迹象。

但是，认为心理健康治疗是没有希望的甚至是低劣的想法，显然是错误的。这提供了另一个例子，说明批评家如何用不同于其他医学分支的标准来评价精神病学。批评家甚至宣教者经常忘记"**心理健康专业人员治疗的是慢性疾病**"，然后，他们把我们的治疗方法与急性疾病的治疗方法进行比较。诚然，心理健康治疗不能像常规的抗生素或手术那样快速见效。但是，那些可以直接与精神疾病进行比较的慢性疾病，其治疗方法也不能快速见效。糖尿病、心脏病和许多其他慢性疾病的治疗方法，也无法达到治愈的目的，而且最有效的治疗组合通常都是"生活方式的改变"，如运动和压力管理。要想成功治疗这些疾病，社会因素也非常重要。就慢性疾病的治疗而言，与其他医学分支相比，心理健康治疗的效果相当不错。

简而言之，精神科治疗是科学有效的，可以与其他常见慢性疾病的治疗相媲美。这个认识，比其他千言万语都更能激励患者、宣教者、决策者以及患者家属。如果我们专业人员能够消除人们普遍存在的错误观念，即认为这些治疗弊大于利，那我们就可以彻底改变心理健康治疗的格局。

医生不知道好消息

现在进入了本书中最重要的一章。如果你对心理健康感兴趣，那么你已经知道，精神 / 心理疾病很重要，而且这种疾病是真实存在的，在生活中很普遍；它是一种医学疾病，既是生理疾病，也是心理疾病。但是，并没有谁告知那些关注精神疾病的人，这种疾病的可治疗性如何。事实上，很多医生都还没有听说过关于精神疾病的好消息。我来自一个医生家庭，经常有各科室的医生朋友来家里做客聊天。他们没人对精神疾病的真实性表示过怀疑。在医院实习期间，每个医生都要进行精神病学轮转，我认识的每个人都把精神疾病视为另一种形式的医学疾病。这本身就是个好消息，医生和其他医学专业人员都不怀疑精神疾病的真实性。另外，很多来自其他专业的医生对于我们可以为精神疾病做些什么治疗缺乏认识。很多医生为我这个精神科医生感到惋惜。"我永远也不进精神科，"他们皱着眉头说，"月复一月，年复一年，我无法忍受看到人们没有任何改善。患者一遍遍地反复为这个疾病来就诊，带着同样的症状和同样的抱怨——我必须要治愈他们。我想减轻他们的痛苦。这就是我从医的原因！"

对于这类感慨，我通常只是笑笑。我很高兴现在大多数医生把精神科医生当作同道对待，而不是称其为"巫医"或"shrinker"。我很高兴医生同道们把精神疾病患者视为医学疾病患者。我很高兴其他医学专业人员收治的精神疾病患者比精神科医生自己收治的都多。但是，即使医生为精神疾病患者开了药物，并提供了心理治疗，也不能达到医生想要的疗效。要是能达到理想疗效，那他们一想到精神疾病的治疗，脸上就会乐开花。

医生都想手到病除

那时我还年轻，作为精神科医生在精神病院坐诊，我的一位同事（泰·波特医生）让大家笑了很久。每次我问他近况如何，他都会回答说："我很好！拯救生命，消灭精神疾病！"这每次都让我想笑，但当时我们的工作并没有那么成功。我们在精神危机科，每天都会收治精神病患者、焦虑不安的患者、濒临自杀边缘的患者，或者完全不能正常工作的患者。我们只有几天的时间先对危机进行紧急处理，帮助他们稳定下来，并为长期治疗做好准备。和今天的大多数精神病医院一样，那是一个短期的精神／心理健康服务部。我们感觉并不是在消灭精神疾病，而是在坚守宝贵的生命，并希望我们的病人也能这样坚守生命。

事实上，这些工作离大多数医生梦想的"悬壶济世"相去甚远。大多数医生确实想要拯救生命、消灭疾病。即使这样，这也是电影和电视节目中才有的故事：人们奄奄一息地拖着身子来到医院，请医生救自己一命。医生俯身看着病人，拿出瞳孔笔照了照眼睛，然后开始大声下达命令准备进行化验和治疗。医生止血，缝合伤口，做手术，输血或注射抗生素救命。真正的医生和普通大众一样喜欢这个形象。医生希望自己能治病救人，希望自己能手到病除。

这个形象并没有什么不好。当我们生病时，我们希望医生（和其他健康专业人员）赶快治好我们。当我们害怕或生病时，我们希望医生告诉我们会好起来。而且，治病救人本来就是医学专业人员的本职工作。但是，治疗疾病只是医学的一部分；事实证明，只有少数疾病能彻底治愈。现今，有了非凡的医疗手段，医生可以治愈很多种疾病。但是，大部分就诊患者身上的疾病，是大多数医生无法治愈的。这不是因为他们是坏医生，乱开药——困难在于疾病本身。

医学现实：急性病与慢性病

现今的医学还不能治愈就诊患者的大多数疾病。现今大多数重要的公共健康问题是医生无法治愈的。作为一名医生，我很希望我们可以治愈各种疾病。但事实上，我们通常只能治愈一种疾病，那就是急性疾病。急性疾病来得快，去得也快。流感就是这样一种急性疾病。如果你今天得了流感，那么基本上三个月内你都不会再得。如果你的免疫系统功能正常，那你的身体就会启动防御机制，几周内，流感就好了。另一种急性疾病——腿部骨折，也是这样。如果你今天不幸摔了一跤，腿部骨折了，它可能愈合得不好，也可能愈合得很好，但它总会愈合。伤口或其他损伤也会愈合。心脏病发作是一种危及生命的紧急情况，但不会持续很长时间。所有这些都是短期疾病，或是急性疾病。

从技术上讲，急性疾病会在短期内好转或致人死亡。虽然我们大多数人都能安然扛过流感，但遗憾的是，每年都有人死于流感。如果某人在车祸中受了伤，他很可能会康复，当然也有可能挺不过去。急诊室里有句话，我不想重复，因为这是一个只有超负荷工作的医生和护士才能领会的黑色幽默，但它却反映了急症的真相："所有的出血最终都会停止。"换句话说，我们的自然防御系统会开始凝结止血，但如果它们失败了，甚至如果药物治疗也不起作用，那我们就可能会因失血过多而死亡。这就是急性疾病的本质，处理起来很棘手，而且病情急速变化，要么好转，要么致人死亡。

我认识的大多数医生都喜欢治疗急性疾病。缝合伤口或用抗生素消除感染，效果是非常令人满意的。外科医生喜欢做手术，因为他们可以马上介入并解决问题。心脏病专家通常可以溶解血栓或打开阻塞的动脉，当场遏止心脏病发作。这让每个人都感觉很满意，包括医生和病人。但是，关于急性疾病的重要一点是，无论如何，它都会消退。急性疾病不会持续太久。只是相比没有治疗的，有治疗的急性疾病愈合更好。

相比之下，慢性疾病往往会无限期地持续下去。它们不会致人死亡，或者说至少不会很快致人死亡。但它们对我们的健康和寿命确实会造成损害，并最终可能会夺走我们的生命。高血压是一种慢性疾病，引起心脏病发作的冠心病也是一种慢性疾病。糖尿病、关节炎、哮喘、高胆固醇血症和偏头痛都是慢性疾病。慢性疾病的严重程度和致死率并不亚于急性疾病。它们只是持续时间更长，可以持续数月甚至数年，而不是几天或几周。

绝大部分（90%）医疗支出，都用在了慢性疾病的治疗上面（Buttorff 等人，2017）。慢性疾病的治疗，花掉了大多数医生的大部分时间。当然，慢性疾病患者也患有急性疾病；但是与急性疾病比起来，每年因慢性疾病而就诊的人数更多（美国疾病控制和预防中心，2016）。在美国，60% 的人至少患有一种慢性疾病，42% 的人患有两种或两种以上的慢性疾病（Buttorff et al.，2017）。因此，对于普通人群和医生来说，慢性疾病是一种常态，而不是特例（见图 7-1 和图 7-2）。

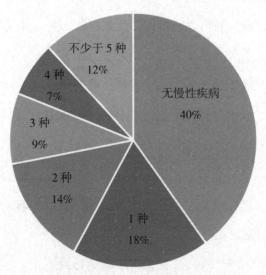

图 7-1　美国人患有 0~5 种以上慢性疾病的百分比

60% 的人至少患有一种慢性疾病，42% 的人患有两种或两种以上。

来源：Buttorff et al.，2017。

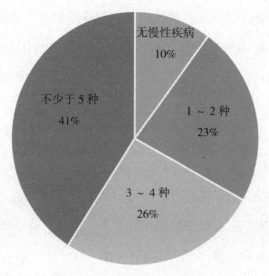

图 7-2　慢性疾病的医疗支出占总医疗支出的百分比

来源：Buttorff et al.，2017。

　　我们只要活得够久，那我们生命中相当长的一段时间都会在慢性疾病中度过。这听起来可能很奇怪，很多老年人看起来很健康。我记得小时候去参加葬礼，总会听到人们说"他这辈子从来没生过病"。是的，他确实没有生过病。他可能没有任何症状，但不管有没有人发现，他其实都患有慢性疾病。他可能早在心脏病发作之前很久就患有心脏病，也可能早在中风之前很久就患有高血压或高脂血症。但是，对于这些寿命够长的人来说，慢性疾病只是生活的一部分。

　　我们现今的医学治疗方法，在治疗急性病方面比治疗慢性病要好。与治疗高血压和糖尿病相比，我们更擅长治疗流感和阑尾炎。对于很多急性疾病，我们有的是治愈良方；但对于很多慢性疾病，我们却束手无策。不幸的是，现今大多数人所患的疾病都是慢性的。现在全球三分之二的死亡是由慢性疾病造成的；而在美国，慢性疾病是健康状况不佳、残疾和死亡的主要原因（Bauer et al., 2014）。我们最主要的健康问题，如心脏病、糖尿病和癌症，都是慢性疾病。其他重要的公众健康问题，如关节炎、肺气肿、哮喘、高血压和肥胖，也是慢性疾病。然而，除了某些种类的癌症外，我们没有治愈这些癌症的良方。我们无法治愈糖尿病、心脏病甚至高血压。虽然没有治愈的良方，但我们都不应感到绝望。对于大多数慢性疾病，我们有疗效很好的治疗方法；因此，每个患有这些疾病的人都应该去看医生，寻求可能的治疗。

精神疾病也是这样。大多数精神疾病都是慢性的，而且会复发。除了自杀，精神疾病不会很快致人死亡；但它会致人残疾，对患者的健康造成损害，并导致患者过早死亡。精神疾病是一种特殊的慢性疾病，但它与其他慢性疾病有很多共同特点。最重要的是，精神疾病是无法治愈的。对于大多数精神疾病，虽然我们不能完全治愈它们（当然也有例外），但我们绝对可以对其进行治疗，让病情得到缓解。另外，我们大多数人都知道，有些精神疾病的治疗效果并不好。因此，接下来看看与其他慢性疾病相比，精神疾病的可治疗性如何。

精神疾病与其他疾病的治疗效果

虽然有人可能认为大多数医学疾病是可治愈的，而精神疾病是无法医治的，但事实并非如此。相反，精神疾病和大多数慢性疾病都是可以**治疗缓解**的，只是能够**完全治愈**的很少。糖尿病、心脏病、抑郁症和成瘾症都有疗效很好的治疗方法。但很多人会说，精神疾病的治疗方法疗效很弱，甚至怀疑其疗效，还有人写书声称精神／心理健康治疗是一个骗局（见第三章）。那么，精神／心理健康治疗与其他医学治疗相比有哪些优势呢？

让人高兴的是，有科学方法可以回答这个问题。答案就在一种常见的医学测量方法之中，即大家所说的疗效。疗效是一个数值，表示给定治疗的有效性。这种治疗能达到我们的预期效果吗？疗效可以衡量这个问题的答案。疗效大小（用 Hedges'g 表示）大约在 0 到 1 之间。我说"大约"在 0 到 1 之间，是因为疗效可以低于 0，也可以高于 1。接近于 0 的数值，如 0.1 或 0.2，表示疗效很弱，这种治疗可能有利有弊，对于疾病几乎没有帮助。另外，如果疗效接近 1，比如 0.7 或 0.8，表示这是一种非常有效的治疗，对于这种疾病来说接近完全治愈。中间的 0.4 到 0.6 表示治疗的疗效中等，这些都是很好的、强效的、可靠的治疗方法，但它们还远不及治愈。

所有这些都是相当抽象的，但如果你对这个研究有详细了解，那你可能会和我一样，发现研究结果令人震惊，也让人备受鼓舞。研究是这样的：一组研究人员决定比较精神／心理疾病药物治疗的疗效与其他常见疾病药物治疗的疗效（Leucht et al.，2012）。他们是想将普通疾病中使用的常用药物与精神／心理健康中使用的常用药物进行比较。例如，如果你因为偏头痛或高脂血症等常见疾病去看主治医生，他会给你开一些药物。另外，如果你因为焦虑症或精神分裂症等心理健康问题去看精神科医生，他也会给你开一些药物。那么，哪种处方药更有效呢？就平均疗效而言，是精神疾病的处方药更有效还是某些常见疾病的处方药更有效？

为了回答这个问题，研究人员汇集了94项不同的整合分析，涉及数百项研究和几千名患者。他们比较了48种药物对20种常见疾病（如高血压、偏头痛和乳腺癌）的疗效，并计算出所有这些药物治疗的平均疗效。然后，他们对精神／心理药物也做了相同的分析：他们比较了16种经过充分研究的药物对8种不同的精神疾病的疗效，并计算出这些药物治疗的平均疗效。

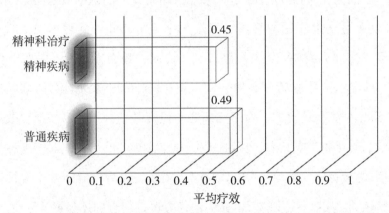

图7-3 普通疾病与精神疾病药物治疗的平均疗效对比

数据来源：Leucht et al.，2012。

一般来说，普通疾病药物治疗比精神疾病药物治疗更有效吗？大多数人会猜测精神／心理药物的疗效不如其他药物，但他们都错了。治疗精神疾病的药物的平均疗效为0.45，而治疗其他常见疾病的药物的平均疗效为0.49（Leucht et al.，2012），两者都在研究的误差范围内，因此两者之间没有统计学上的显著差异（见图7-3）。这是什么意思？这就是说，**当你去看精神科医生（或其他心理健康服务提供者）后拿到的处方，就平均疗效而言，与你的内科或外科**

医生针对其他常见疾病开出的处方一样有效。一般来说，治疗精神分裂症或社交焦虑症的药物与治疗高血压或偏头痛的药物一样有效。

通常来说，内科或外科医生或精神／心理健康服务提供者开出的药物不会治愈疾病，但它们将是良好、可靠的、具有中等疗效的治疗药物，它们对相应的疾病都同样有效。因此，任何人都不应该以"去寻求治疗有什么用？医生就知道给我开一堆药，要不就是进行心理治疗式谈话，根本不会有什么好处"来拒绝寻求心理健康治疗。每个患有重型精神疾病的人都应该接受治疗，就像每个患有重大医学疾病的人（无论何种疾病）都应该接受治疗那样。你没有理由感到绝望，也没有任何理由放弃治疗。

然而，有人可能会想到那些对治疗没有反应的患者。那些自杀身亡者、发疯逃跑者以及通过药物治疗没有得到改善的患者怎么办？作为一名精神科医生，我深知患者一次又一次被说服尝试治疗而其病情毫无改善的痛苦。因此，不管研究如何有效，但实际治疗中很多人没有反应，怎么能说精神／心理治疗是有效的医学治疗呢？答案是，精神／心理治疗中出现的这种情况，在医学治疗中并不例外。就像大多数医学治疗一样，它们在大多数情况下都是有效的，但并非所有情况下都有效。即使我们有疗效很好的治疗方法，人们还是会死于常见的医学疾病，还是会死于高血压、糖尿病和心脏病，还是会死于重度抑郁症、双相情感障碍和成瘾症。

对于那些精神疾病患者来说，这确实很糟糕；但对于那些因精神疾病失去亲人的人来说，这些信息是重要的，而且是令人欣慰的。很多人都曾目睹过家人变成永久性残疾或自杀身亡，他们都背负着巨大的内疚感。特别是那些未能阻止亲人自杀的人，他们可能会因此承受着巨大的羞耻感和精神折磨。大多数人会反复回想起自己的那些"过错"，他们多么希望自己当时没有那样做啊！但是，过错并不是问题所在，犯错是生活中正常且不可避免的一部分。问题是，即使家人无微不至地照顾，即使医生和护士精心地救治，有时人们还是会死于疾病。即使得到了很好的治疗，人们也会死于精神疾病，就像有些人会死于难治性高血压或糖尿病那样。

精神/心理治疗并非只有药物

虽然精神/心理治疗面临着困难和挑战，但还是有好消息。事实上，这个消息比前面介绍的那个还要好。我们一直在讨论精神疾病的药物治疗，结果证明它和其他药物治疗一样有效。这是非常好的消息。但是，精神/心理治疗提供的并不只有药物治疗，这是一个更大的好消息。确实，治疗中的重型精神疾病通常需要药物；对于那些宁愿吃药也不愿做心理治疗等其他治疗的患者来说，药物治疗是一种折中选择。但是，我们不应该将治疗只局限于药物治疗。针对精神疾病的许多其他类型的治疗方法，其疗效已经得到了科学研究的证明。最重要的是，将不同形式的精神/心理治疗方法联合使用，可以带来更好的疗效。在很多情况下，药物治疗与心理治疗联用的效果更好（Huhn et al., 2014; Kamenov et al., 2017）；运动可以让药物治疗（Firth et al., 2015）和谈话治疗（Abdollahi et al., 2017）带来更多益处。当我们为患者提供附加的社会支持和联系时，所有这些治疗的疗效会更好。这是关于精神／心理疾病治疗的大好消息：我们有很多经过验证有效的治疗方法，而且我们可以同时联用多种方法进行治疗。因此，我们没有必要感到绝望。

生理原因与心理原因

事实上，几乎所有的心理健康专业人员都认同我前面所说的治疗方法。但是，曾经有一段时间，心理健康被划分为不同的阵营，大家对"什么样的治疗才算得上是好疗法"争论不休。一边是生物学取向的阵营，他们认为精神疾病是生理疾病，是大脑功能发生了生理紊乱，精神疾病只能用生物学方法进行治疗，如药物治疗和电休克疗法（ECT）；他们认为心理疗法（如谈话疗法）是不科学的，是在浪费时间和金钱。另一边是心理学取向的阵营，他们认为精神疾病完全是心理疾病，药物对患者是有毒的，只会让患者对症状变得麻木，只会降低心理治疗（如支持团体）的疗效；他们建议患者不要去找生物学取向的精神科医生就诊（Harrington，2019；Luhrmann，2001）。

在精神／心理健康机构之外，还有其他取向的阵营。有些人认为，所谓的精神疾病根本就不是疾病，只是一种社会问题（如贫困），或是社会对不遵守规则者的不宽容表现；他们认为，社会变革和包容接纳才会解决这些心理健康问题（Laing，1965；Scheff，1966）。最后，还有一些宗教人士认为，精神疾病不是医学疾病，也不是心理疾病，而是只能通过心灵成长或皈依才能治愈的精神信仰问题（Koenig，2000；Stanford，2012）。

广义上讲，精神/心理健康的派系阵营时代已经结束了。现在，与精神疾病相关的人都明白了，只要是能带来益处的方法，我们都需要。心理健康专业人员明白这点，精神疾病患者也明白这点。有些人对生物学方法的观点或应用更感兴趣，而有些人则更喜欢心理学的方法。但是，所有这些观点都是正确的，所有这些治疗方法都可以成为良好的心理健康治疗的一部分。它们相互之间没有冲突。如果使用得当，它们的治疗目标都相同——帮助精神疾病患者。

最后，事实证明，各个阵营都是对的，但也都是错的。精神疾病（如我们所见）绝对是生理疾病，而且绝对是心理疾病，可以通过心理疗法进行治疗。同时，社会因素（如贫穷和不平等）以及精神信仰因素，都对心理健康有很大的影响。所有这些生理的、心理的、社会的和精神的因素，在精神疾病中都发挥了作用，而且都是精神疾病的一部分。因此，我接下来将介绍这些治疗方法。

生理物理疗法

治疗精神疾病最常见的生理疗法是药物治疗。几乎所有的精神疾病都可以用疗效经过验证的药物进行治疗；但恐惧症除外，比如对蜘蛛的恐惧，行为疗法这种心理疗法对该疾病的治疗效果很好。我说的"经过验证"，是指用验证所有治疗方法的那种方式进行验证。所有治疗精神疾病的药物，都要和治疗其他疾病的药物一样，经过相同的严格试验程序。它们的评估方法与美国食品和药物管理局评估高血压或头痛药物的方法相同。未经证明安全有效的药物都不会被批准。而且，经 FDA 批准用于治疗主要精神疾病的药物也不少（见表 7-1）。

表 7-1　经 FDA 批准用于治疗主要精神疾病的药物数量

精神疾病名称	FDA 批准的药物数量
抑郁症	33
精神分裂症	21
双相情感障碍	14
注意缺陷与多动障碍	9
物质使用障碍	8
广泛性焦虑障碍	7
惊恐症	7
强迫症	5
创伤后应激障碍	2
进食障碍	2

说明：还有很多药物，虽然尚未获得 FDA 的批准，但其疗效已经得到了科学研究数据的支持。数据截至 2019 年。

例如，至少有 522 项表现良好的研究（共有 116 477 名被试）表明，抗抑郁药物对抑郁症有疗效（Cipriani et al.，2018）。至少有 7 项研究（共有 1 580 名被试）表明，锂盐有助于预防双相情感障碍的发作（Severus et al.，2014），至少 48 项研究（共有 6 674 名被试）发现，锂盐通常可以降低情绪障碍患者的自杀风险（Cipriani et al.，2013）。一项对 37 项试验（共有 3 175 名被试）的回顾研究发现，选择性血清素再吸收抑制剂（SSRI）可用于治疗强迫症（Skapinakis et al., 2016）。最近的一项包含 167 项研究（共有 28 102 名被试）的荟萃分析发现，抗精神病药物有助于治疗精神分裂症（Leucht et al., 2017）。

支持精神科药物的证据非常多，代表了研究人员和志愿者们付出的长期努力。所有需要这些药物治疗的人，都应该对药物充满信心。但是，这并不意味着所有这些药物都是灵丹妙药，可以药到病除。有些患者在找到有效的药物之前，必须尝试许多不同的药物。大多数人都能获益，但感觉完全治愈的只有少数。以我作为精神科医生的经验来看，那些只服用药物而不做任何其他治疗的精神疾病患者，可以得到部分好转，但离完全康复还很遥远。那些无法戒掉酗酒等坏习惯的患者，可能根本不会从药物治疗中获益。另外，那些尝试多种治疗方法（比如多运动、寻求社会支持或接受谈话疗法）的患者，通常得到的改善最多，即使这可能需要很长时间才能见到效果。

对精神疾病的治疗与大多数其他慢性疾病的治疗没有什么不同。很多人必须在尝试多种不同的降压药之后，才能找到一种对他们有效的降压药。而且，那些只接受药物治疗的糖尿病或心脏病患者，其症状的改善程度，通常没有那些除了服用药物外还积极改变生活方式（如饮食和运动）的患者那么好。

虽然药物治疗可以带来益处，但只要是药物就有风险，就有副作用。我经常提醒自己，没有什么灵丹妙药。例如，阿司匹林这种很便宜的非处方药，对头痛等各种疼痛都有疗效，而且有助于退烧和缓解关节炎，甚至有助于预防心脏病和中风。难道阿司匹林不是灵丹妙药吗？是，也不是。虽然阿司匹林是一种极好的药物，但它也有很多风险。过量服用阿司匹林会致人死亡。即使是服用正常剂量的阿司匹林，有些人也会出现毒性反应，甚至死亡。阿司匹林会导致溃疡或异常出血，尤其是肠道溃疡和出血。除了这些风险之外，阿司匹林并非对每个人都有效。有些人说它对他们很有效，而其他人则没有得到多少改善。

精神 / 心理科药物也是这样：有效，但也有风险，也有副作用。它们偶尔会引起毒性反应，或使人面临其他疾病的风险。有些药物会导致体重增加和患糖尿病的风险，有些会干扰睡眠，还有些会导致消化问题。那么，如何决定是否需要服用药物呢？一般来说，当获益可能大于风险时，患者才会考虑服药。例如，如果你没患精神疾病，那服药就不会给你带来任何益处；也就是说，服药只会给你带来风险和副作用，因此你不该服药。但是，如果你患有精神疾病，它会损害你的身体，也可能会夺走你的性命（见第五章），因此，即使有风险和副作用，服用精神药物也是有意义的。服用药物有风险，但不服用药物可能有更大的风险。因此，如果毒副作用对你的伤害远远小于精神疾病，那你可能会决定忍受这些副作用。这类似于决定是否开车：开车有很大的风险，比如可能造成死亡，但大多数人开车是因为获益大于风险。

虽然所有的药物都有不良副作用，但很多人都没有听说过精神 / 心理治疗也有一些正向的"副作用"。通常使用的药物如锂盐、抗精神病药和抗抑郁药，可能会减缓细胞的衰老，这可以通过较长的端粒的长度来评估（Bersani et al.，2015；见第五章）。某些精神药物已经被证明可以通过所谓的神经发生过程，促进神经细胞的发芽和生长。这些药物包括情绪稳定剂（Jope and Nemeroff，2016；

Monti et al.，2009）、抗抑郁剂（Schoenfeld and Cameron，2015）以及新型抗精神病药物（Chen and Nasrallah，2019）。研究发现，锂盐可以增加大脑中灰质（神经组织）的体积，至少对于双相情感障碍患者是这样（Sun et al.，2018）。有趣的是，SSRI（和其他作用于血清素的药物）有助于防止凝血，并可能降低抑郁症患者心脏病发作的风险（Andrade et al.，2013），这些药物也可以减少多种类型的炎症反应（Gałecki et al.，2018）。

许多其他生理物理疗法（见表7-2）在治疗各种精神疾病方面也有科学依据。那些不能从常规治疗中获益的患者，可以使用某些物理疗法进行治疗。例如，迷走神经刺激（VNS）通过颈部的主要神经刺激大脑，深部脑刺激（DBS）利用微小电极来刺激大脑深处部位（Khan et al.，2018），而电休克治疗通过诱发大脑中的癫痫活动来治疗严重的、危及生命的症状（UK ECT Review Group，2003），经颅磁刺激（TMS）利用强磁场刺激大脑，治疗强迫症和抑郁症（Perera et al.，2016；Zhou et al.，2017）。在未来，TMS可能会被证明对创伤后应激障碍和其他疾病有疗效。

许多生物疗法非常简单。医用食品（Medical Foods）如甲基叶酸（维生素 B_9 的一种形式）和 ω-3 脂肪酸（鱼油）等已被证明对抑郁症和其他疾病有益（Sarris et al.，2016）。对于某些人来说，饮食可能是预防精神疾病的一个重要因素（Jacka，2017）。光照疗法已被证明有助于缓解季节性情感障碍、其他情绪障碍以及某些睡眠障碍（Penders et al.，2016；Van Maanen et al.，2016）。运动也能使那些患有精神疾病的人获益。运动可以引起神经生长因子的释放，促进神经元的发芽和生长；通过这种方式保护大脑减缓衰老，改善睡眠和认知功能（Baumgart et al.，2015）。虽然运动不能作为治疗重型精神疾病的独立疗法，但研究证实它有助于抑郁症、精神分裂症和焦虑症的缓解（Firth et al.，2015；Schuch et al.，2016；Stubbs et al.，2017）。运动，即使是低强度的运动，对大脑也有强大的影响。

表 7-2　精神疾病的生理物理疗法（仅列举部分）

精神药物
非精神药物（如甲状腺激素）
迷走神经刺激
深部脑刺激
电休克治疗
经颅磁刺激
医用食品（如 ω-3 脂肪酸、甲基叶酸）
饮食调节
光照疗法
运动

心理疗法

精神疾病患者可以通过心理疗法获益，这甚至是个更好的消息。心理疗法（谈话疗法）是真正的医学治疗方法，已被证实对各种精神疾病都有帮助。甚至像精神分裂症和双相情感障碍这些曾经被认为过于"生物学"而不适合用谈话疗法的疾病，也被证实对心理疗法有反应；而且，谈话疗法对诸如暴食症、社交恐惧症和边缘性人格障碍等难治的疾病也有一定疗效。大量研究表明，心理治疗有助于抑郁症和焦虑症的缓解。

各类认知疗法（见表7-3）的有效性，已得到了科学研究的证实。认知行为疗法（CBT）是经过最广泛检验和验证的谈话疗法，主要涉及识别歪曲认知，并改变这些歪曲的想法和观念。2006年的一篇综述确定了332项研究（Butler et al., 2006），此后又有更多的研究发表（Hofmann et al., 2012）。事实上，有证据表明，CBT对各种心理健康问题都有帮助，包括情绪障碍（如抑郁症）、精神障碍（如精神分裂症），以及大多数焦虑障碍。CBT也可能是治疗暴食症和强迫症的最佳方法。

表7-3　经科学验证有效的心理疗法（仅列举部分）

认知行为疗法（CBT）
心理动力学疗法（顿悟疗法）
人际关系疗法（IPT）
辩证行为疗法（DBT）
正念疗法（MBT）
接纳与承诺疗法（ACT）
动机访谈（MI）和动机增强疗法（MET）
眼动脱敏与再加工疗法（EMDR）

来源：美国心理学会，2020。

心理动力学疗法（顿悟疗法）也被广泛应用。这种疗法涉及理解我们思维和人际关系中更深层的模式和动机。它可能对抑郁症、焦虑症和人格障碍的患者特别有帮助。一项严谨的综述（Leichsenring et al., 2015）发现，有64项研究显示了心理动力学疗法对一系列精神疾病的有效性（另见 Abbass 等人，2014；Shedler，2010）。还有很多其他类型的谈话疗法也得到了良好的科学研究支持，包括辩证行为疗法、人际关系疗法、接纳与承诺疗法以及动机增强疗法等。

谈话疗法在医学上很有效。事实证明，它有助于改善很多精神疾病症状和疾病，其效果与精神药物的效果相当（Huhn et al.，2014）。它对慢性疼痛、愤怒问题、自杀以及其他自残行为也有很好的疗效（Cristea et al.，2017；Henningsen et al.，2007）。对于强迫症和特定恐惧症等疾病，心理疗法甚至优于药物治疗（Cuijpers et al.，2013b）。在其他科学研究中，我们也可以看到心理治疗有效性的证据。头部扫描研究表明，心理治疗可以改变精神疾病患者的大脑，使其要么恢复到正常活动模式，要么通过激活大脑的新区域来帮助康复（Barsaglini et al.，2014）。因此，谈话疗法确实对大脑的生理活动产生了重大影响。

也有证据表明，心理治疗有副作用。与药物治疗不同的是，患者在停止心理治疗后仍能从中获益。即使在完成了一个疗程的治疗之后，它也常常有助于防止疾病复发（Cuijpers et al.，2013a；Zhang et al.，2018）。对于某些疾病，患者在停止心理治疗后，改善仍能持续好几年（Shedle，2010）。谈话疗法有助于缓解压力（Hofmann et al.，2012），还能帮助人们更好地发挥机体功能，使人们的整体感觉更好（Kamenov et al.，2017；Laird et al.，2017）。它还有助于缓解那些难以治疗的身体疼痛、疲乏以及其他不适（Henningsen et al.，2007）。

现在，谈话疗法是一种有充分证据支持的医学治疗方法。然而，当我在20世纪90年代初接受医学培训的时候，老师告诉我们，谈话疗法总共只得到了两项医学研究的支持。在医学上，两项研究并不能证明什么重大发现。因此在那个时候，没人知道谈话疗法是在胡扯，还是真的科学有效。现今，我们有成千上万的研究和足够的证据了。在我看来，这是医学科学很少有人注意到的一场无声革命：以一种特定的方式说话（心理疗法）会给我们的大脑和身体带来深刻的改变，而且可以有效治疗多种医学疾病。这是一个巨大进步，证明了心理学和生理学之间在医学上不是对立的。

谈话疗法的主要缺点是需要投入大量的时间和费用。心理治疗需要真正的投入，而且常常要过一段时间才能看到效果。很多人发现，谈话疗法会引发焦虑，因为它要求我们谈论痛苦的经历，并承认那些我们不愿意承认的问题。要找到合适的治疗方法以及匹配的治疗师，也可能是一个耗时而艰苦的过程。虽然大多数人觉得心理治疗很有效，但它也不是"灵丹妙药"；少数人（5%~20%）报告说心理治疗带来了消极的体验或不良结果（Linden and Schermuly Haupt，2014）。

除了谈话疗法，还有很多其他的心理疗法（见表7-4）。研究已经证实，自我放松（Klainin-Yobas et al.，2015；Montero-Marin et al.，2018）、生物反馈（Goessl et al.，2017）、认知矫正（Wykes et al.，2011）、计算机化和基于智能手机的心理治疗（Firth et al.，2017a，2017b）以及指导性自助疗法（Cuijpers et al.，2010）对很多人都有效。心理教育，只是让患者简单地了解他们所患的疾病及其治疗方面的知识，已被证实有助于某些疾病得到良好的治疗（Donker et al.，2009；Lincoln et al.，2007）。

表 7-4 经科学验证对精神疾病有效的心理疗法（仅列举部分）

心理治疗（谈话疗法）
自我放松
生物反馈
认知矫正
心理教育
计算机化和基于智能手机的心理治疗
指导性自助疗法
认知技术
正念技术

社会疗法

生理物理疗法和心理疗法对大多数人的精神疾病都有疗效，那么社会疗法（social treatment）对这一医学疾病的疗效如何呢？事实证明，社会因素对身心健康极为重要。例如，良好的社会支持和人际关系实际上可以降低死亡率并延长寿命。一篇对 148 项研究的综述表明，在降低死亡风险方面，社会支持的贡献与戒烟相当，而且比运动的贡献更大（Holt-Lunstad et al.，2010）。对于心理复原力，社会支持也至关重要。社会支持降低了人们患抑郁症和焦虑症的可能（Cacioppo and Cacioppo，2014），而且对于精神分裂症或双相情感障碍患者，社会支持也会带来很大的改善（Greenberg et al.，2014；Linz and Sturm，2013）。社会支持和社交活动甚至可以降低人们患阿尔茨海默病的风险（Kuiper et al.，2015）。

幸运的是，可以利用社会支持的力量促进正式治疗（见表7-5）。例如匿名戒酒者协会（Alcoholics Anonymous）的十二步骤戒酒方案，率先向我们展示了社会支持团体对成瘾疾病的康复具有决定性的作用（Tonigan et al., 2018）。美国精神疾病联盟、美国精神健康协会以及其他组织，为精神 / 心理疾病患者及其家人提供团体支持。团体治疗对多种精神疾病都有很好的疗效，比如对边缘型人格障碍患者进行的辩证行为治疗（Cristea et al., 2017; Kösters et al., 2006）。家庭治疗对精神分裂症尤其有帮助（McFarlane, 2016）。

表 7-5　经科学验证的社会治疗和社交活动（仅列举部分）

团体治疗（Kösters et al., 2006）
家庭治疗（Claxton et al., 2017）
社交技能培训（Kurtz and Mueser, 2008; Wolstencroft et al., 2018）
就业支持（Modini et al., 2016）
主动社区式治疗与早期干预服务（Bond and Drake, 2015; Correll, 2018）
住院和门诊强化治疗（Antonsen et al., 2014; Veale et al., 2016）
支持小组与其他同伴支持（Pfeiffer et al., 2011）
匿名戒酒者协会与十二步骤小组（Tonigan et al., 2018）

在缓解重型精神疾病的症状方面，很多人低估了医院和住院治疗的作用。几年前，那时我还是精神病院的护理员，我以为只有药物才能在极短时间内快速缓解症状。确实，药物可以起到这样的效果。但后来我注意到，很多住进精神病院的患者虽然拒绝吃药，但住院治疗提供的规律睡眠、低压力的宁静环境以及团体支持，也让他们的精神疾病和自杀行为得到了快速的改善（Katsakou and Priebe, 2006）。即使在经历了心理健康危机之后，大多数重症患者

也能从团体治疗中获益，如住院（住在治疗中心）或门诊强化治疗（每周5天，每天数小时）（Antonsen et al.，2014；Veale et al.，2016）。从长远来看，就业支持和主动式社区治疗（Assertive Community Treatment，ACT）等服务往往会带来巨大的积极影响。对于那些有精神疾病风险的人来说，早期干预服务可能会改变他们的生命历程。如果我们的社会有足够的资源为重型精神疾病患者提供长期的密集治疗，那我们今天看到的这么多悲剧案例将会有圆满的结局。根据我的个人经验，我认为是可以实现的。

灵性疗法

如果对精神疾病进行社会治疗听起来有点奇怪，那么灵性疗法（spiritual treatment）呢？灵修对精神疾病有什么作用？很多人甚至不相信真的有灵性存在，那他们怎么会相信灵性与医学疾病的治疗有关呢？但是，根据科学研究，灵性是身心健康的一个重要因素，至少对那些追求灵性成长的人来说是这样。这里的"灵性"并不一定意味着对非物质现实的信仰。更确切地说，灵性只是人类本性的一个方面，关于这个方面，我们可以用超自然信仰来表达，也可以不用超自然信仰来表达。灵性让我们体验到这样一个事实：我们是比我们自身更伟大的存在的一部分，生命有超越我们个人存在的目的和意义，存在本身从根本上来说是"善/好"的。

灵性与健康有什么关系？研究表明，宗教和修行都对人的身体和大脑有很多影响，这些影响大多数是积极的。例如，有证据表明，冥想、修行和参加宗教活动会减少随着年龄增长而出现的大脑萎缩（Luders et al., 2015; Miller et al., 2014）。经常练习冥想的人，其端粒长度更长（Schutte et al., 2020），表明它能减缓细胞的衰老（见第五章）。冥想还能降低炎症反应，提高免疫力，降低应激激素水平（Black and Slavich, 2016）。参加宗教活动也具有这样的效果（Shattuck and Muehlenbein, 2020）。经常参加宗教活动的人更长寿。有篇综述回顾了 69 项长期研究发现，定期参加宗教活动的人死亡率更低（Chida et al., 2009）。很多研究表明，心理健康也能从宗教活动中获益；参加宗教活动和修行可以让人更好地应对压力，还可以减少人们患焦虑症、患抑郁症、自杀和滥用药物的可能性（Dew et al., 2008; Koenig, 2009）。

灵性因素确实会影响健康，因此被应用于精神疾病的治疗（见表 7-6）。到目前为止，如正念认知疗法（MBCT）和调适信仰的认知行为疗法（faith-adapted cognitive-behavioral therapy, F-CBT）等特定疗法，在研究中显示出了良好的疗效（Anderson et al., 2015; Hofmann et al., 2012）。即使在办公室之外，冥想和正念等练习也显示出了对慢性疼痛、焦虑症和抑郁症等疾病的益处（Goldberg et al., 2018）。像匿名戒酒者协会的十二步骤戒酒方案，要求人们把生活变成一种"比自己更强大的力量"，以此来缓解酒精成瘾。有研究表明，祈祷也有助于治疗酒精使用障碍和重度抑郁症（Anderson and Nunnelley, 2016）。还有些研究表明，重复念咒（mantra repetition），即重复灵性传统中的某个词或短语，有助于缓解 PTSD 和焦虑症等症状（Lynch et al., 2018）。

表 7-6　有益于精神／心理健康的灵性练习

冥想（Hilton et al.，2017）
正念（Goldberg et al.，2018）
参加宗教活动（Koenig，2009）
祈祷（Anderson and Nunnelley，2016）
重复念咒（Lynch et al.，2018）

最重要的是不要放弃

　　我们为精神疾病患者提供了多种治疗方法。我们可用的治疗方法，比我在这里讨论的要多，而且它们都有真正的科学依据。每个人都是不同的，每个有心理健康问题的人都需要不同的治疗方法。通常情况下，从生理学到心理学再到社会支持和灵性练习的这一系列治疗中，总有对患者疗效最好的治疗方法。要找到合适的治疗组合，可能是个漫长而艰苦的过程；但是根据我的经验，只要人还活着，只要不放弃，功夫不负有心人，终会找到。很多人必须忍受多年的挫折和怀疑，克服治疗不会奏效的恐惧。最终，大多数没有放弃的人，其症状都得到了控制，并找到了有效的治疗方法。慢慢地，无预兆地，他们开始从生病转向康复。他们开始重建自己的生活，不是那种没有精神疾病的生活，而是一种对未来怀有希望的新生活。得到这种"好转"的人，都应该感到幸运。我有幸多次见证了这种好转，并对那些走过这段艰难旅程的人充满敬畏。在下一章，我将分享他们的智慧和经验。

宣教建议

· 刚开始，大众会觉得急性疾病与慢性疾病之间的区别很奇怪，但花点时间帮助他们理解这两者之间的区别，通常是值得的。

· 如果时间不允许讨论急性疾病与慢性疾病之间的区别，你可以拿精神疾病与其他重要的医学疾病（如高血压、心脏病和糖尿病）进行比较。这些疾病几乎与每个人都密切相关。

· 如果你是医生，那当你在说"治疗"的时候，人们可能会认为你指的是"药物治疗"。你需要多介绍一些（药物治疗之外的）其他类型的治疗方法。同样，如果你是心理治疗师，你最好特别介绍一下药物治疗。无论如何，不要在宣教时掺入跨学科的争端。

· 有些心理健康专业人员可能不想讨论康复过程中的宗教因素。如果你有这种想法，请记住，大多数人都认为自己是有精神信仰的，而且很多人认为心理健康医护人员不会友善对待他们的精神信仰问题。从科学上来说，你可以肯定修行冥想和参加宗教活动对心理健康的促进作用，而无须认可任何特定形式的宗教活动。

· 强调治疗方面的好消息，对宣传至关重要。同时要记住，很多人是自杀生还者，有很多人患有难治的疾病。当你强调成功的治疗方法时，这些人可能会感到内疚或感到无奈；因此，要努力让他们放心，不管从哪方面讲，他们都没有失败。通常，最好的方法是将精神/心理治疗与其他医学治疗进行比较。但遗憾的是，不管是什么治疗方法，都有人对治疗无反应，甚至出现致人死亡的情况。

▶第八章
精神疾病是我们的老师

片面的观点：

严重的精神疾病会对患者的生活造成毁灭性的破坏。

全部的真相：

即使是最重型的精神疾病患者，也有机会康复，并

在这个过程中发展出关于生活的深刻智慧。

本章要点

· 患有精神疾病的人与其他人没有什么不同。每个人都会生病，而精神疾病只是其中的一种。

· 精神疾病的平均发病年龄为 14 岁。由于精神疾病发病比大多数慢性疾病更早，因此患者更年轻的时候就被迫学习如何成熟地应对生活问题。

· 接纳是精神疾病康复的关键，也是过好生活的关键。接纳并不是认可，也不是因为绝望而屈服，而是让生活顺其自然，让生活如其所是。

· 接纳会带来康复。康复并不是治愈或回到生病前的状态，而是在一定局限内让生活过得美好、有意义。

· 那些亲身经历过康复过程的人，有很多关于生活的知识可以教给我们。我们应该听取他们的意见，学习他们的智慧。

本章导言

对于心理健康专业人员来说，从科学和客观的角度来谈论精神/心理疾病很容易面临这样的风险：接受治疗的精神/心理疾病患者可能感觉这些知识渊博的专家高高在上，感觉自己很被动、很卑微。然而，事实并不是这样。优秀的临床医生心里很清楚，治疗联盟是有效治疗的必要条件。良好的治疗联盟不只是伙伴关系和尊重，而且患者要认识到自己是治疗的第一责任人。换句话说，患者是掌握着自己生命列车方向盘的驾驶员，而我们专业人员充其量只是在旁边帮助指路的过客。在治疗方面，我们确实具有专业知识，也有这种能力，但成功的治疗需要我们做好患者的"副手"。

更详细地说，患者和医护人员之间的区别，只是社会角色的不同，仅此而已。不要因为我们是心理健康方面的专业人员，不要因为我们懂得生活，也不要因为我们没有精神疾病，就觉得我们高人一等。我们也遭受过精神疾病的折磨，我们也有自己的问题和艰难之处，我们也会被生活弄得不知所措或困惑迷茫。虽然我们不会在工作中谈论这些个人经历，但我们不应该忽视它们。疾病和艰难困苦，都是人生的一部分。

精神疾病患者不应该永远囿于被动和无能为力的病人角色中。那些想要康复的人，从不甘心做幸存者。他们鼓起勇气，迎着我们共同面临的问题而上，经历了不幸、疾病和生活的限制。他们的康复过程既令人钦佩，又与我们大家即将在生活中面临的最大困难直接相关。每个追求美好而有意义的生活的人，在面对限制、痛苦以及精神疾病的情况下，都必须这样做才能取得生命的最大成功。如果我们不能在工作中清楚地传递这个道理，那我们将无法改变公众对精神疾病患者的普遍看法，即认为他们是低等的、可怜的，甚至视其为异类。

他们那些人还是我们这些人？

我希望这个问题的答案在第一章就已经讲清楚了，我也希望大家现在对这个问题都有清晰明确的答案。精神疾病与"他们那些人"无关，而是与"我们这些人"有关。精神疾病影响着我们每个人——要么我们自己曾经患过，要么我们的亲朋好友患过。即使我们不曾患过，但在人生的某个时候，我们也可能会患上这种疾病。即使我们自己从来没有患过，我们也和患有这种疾病的人没有什么不同。从更深层次上讲，我们是否会患精神疾病真的不重要。因为可以肯定的是，我们都会在人生的某个时候生病，而精神疾病只是疾病中的一种。精神疾病与心脏病、癌症或其他疾病，没有本质上的区别。疾病是人类的一部分，每个人都会生病。通常，我们患的是轻微疾病，或是短期疾病。但是，有时我们会患上严重的慢性疾病。如果我们足够长寿的话，生病将是稀松平常的事。

精神疾病患者只是患有精神疾病的正常人。他们不是异类。如果你有同样的症状，你也会和他们有相同的感受。试想一下，如果你有抑郁症，你心情正处于人生低谷，一天比一天感觉更糟，你会做何感想？试想一下，如果你有广泛性焦虑症，感到紧张不安，晚上无法入睡，白天也无法集中精力工作，你所做的一切都无法让自己平静下来，你会做何感想？想象一下，如果你有精神分裂症，开始听到声音——不是幻想的声音，而是外界真实的、客观的、分散注意力的声音，你会做何感想？

你可能会和大多数精神疾病患者一样，感到震惊、恐惧和羞愧。你会对自己无法挺过去、无法控制自己的思维和行为感到惊慌。你可能会有一种在做梦的感觉——正在做一些不合常理、令人尴尬的事，但又无法阻止自己。可能过了很长一段时间，你才会意识到自己生病了，才意识到仅仅靠意志力是无法控制症状的。经过更长一段时间，你自己才会承认这些；然后又过了很长一段时间，你才开始寻求帮助。然而，寻求帮助还只是个开始。你与精神疾病的长期斗争才刚刚开始。

作为一名精神科医生，我经常接到人们因为精神疾病而寻求帮助的电话。每次我都会提醒自己，打电话给我的人已经被这种疾病弄得身心俱疲了。当你打电话给陌生人寻求精神疾病的帮助时，你已经尝试过了所有你知道的能够让你自己更好受些的事情。很有可能，你已经在网上搜索过相关信息，已经试过自助书籍以及非处方药。你可能已经向家人或亲朋好友寻求过帮助。你可能已经与家庭医生讨论过你的选择。但是，你最不想做的事就是冒昧地打电话给一个你根本不认识的陌生人，一个可能适合你也可能不适合你的心理治疗师或精神科医生。即使你愿意伸手求助，也很难找到合适的心理治疗师，甚至都找不到可以提供帮助的心理医生。全美国都比较缺乏精神科医生，而且就算有足够多的心理治疗师，治疗费用的保险报销也是个问题。而且，为了找预约医生就诊，要事先把孩子安顿好，要从工作中抽出时间，这都不是容易的事。所有这些问题，都发生在开始治疗之前，发生在艰难的漫漫康复过程之前。

大病难治。不是只有患精神疾病才会让人感到内疚、羞愧和虚弱，其他身体疾病也会。所有重大疾病不但让人非常痛苦，还会让人感到羞愧；不但会让人行动不便，还会让人陷入自我怀疑。重大疾病是可怕的，让人寝食难安，而且会打乱患者的正常生活。它会夺走患者正常的身体机能，让患者失去独立能力。这是相当痛苦的，而且经常让人感到挫败和畏惧。

精神疾病与其他疾病相比，谁更严重？和大多数其他疾病一样，精神疾病可以分为轻型、中型和重型。因此，我们应该对等比较，不能拿重型精神疾病与那些轻微身体疾病（比如感冒）进行比较。那些同时患有重型精神疾病和其他重型疾病的人告诉我，精神疾病的体验更糟。当然，精神疾病的污名化和病耻感更多，获得治疗和康复的难度更大。精神疾病的致残率和致死率，和身体疾病一样都很高；但是，精神疾病造成的疼痛更剧烈。那些经历过严重身体疼痛（比如分娩、肾结石或骨折）的人多次告诉我，精神疾病的疼痛更严重。我还认识一些战斗伤残老兵和因车祸而受过重伤的人，他们都说精神疾病更痛苦。这都是他们的切身体会。

面对精神疾病：同情心还是同理心？

当我和精神疾病患者交谈时，我并不会为他们感到难过，我不会因为他们而感到忧伤，我也不会对他们感到厌烦。相反，我钦佩他们，我尊重他们，我从他们身上得到很多启发。对我来说，与患有精神疾病的人交谈就像跟刚经历过战斗的人交谈一样。我当然不羡慕他们。我希望我自己永远不必经历这样的战斗，我肯定承受不了他们所忍受的那些苦难。但是，我对那些能面对这样的遭遇并挺过来的人，都感到敬畏和怀着深深的敬意，更不用说他们还在这场战斗中取得了一定的胜利。我想知道他们是怎么做到的，他们是怎么熬过这些苦难继续生活的呢？没人会因为战胜了精神疾病而获颁勋章。但是，每个战胜了精神疾病的人都应该得到一枚勋章，而且给予他们支持的家属也该得到一枚勋章。在很多方面，经历精神疾病和上战场一样糟糕，一样令人难以承受。参加过战斗的人曾经这样对我说。

就像那些参加战斗的人一样（见图 8-1），患有重型精神疾病的人不能确定自己是否能活下来。有些人成功了，但其他人——朋友和战友，却没有成功。还有更多的人受伤了，需要治疗才能恢复功能。每个上过战场的人都感到非常害怕，都希望自己再也不要经历战争了。在情况最糟糕的时候，唯一能做的就是蹲下身子，努力生存下去。有些时候，人只是想活下去，活着只是为了争取新的一天。有些时候，活下去就已经是一项巨大的成就了。这个人只想活下去，只想活着"回家"，只想平安地回归正常生活。

就像每个经历过战争的人都会被战争改变一样，每个患者都会被精神疾病改变。这些伤痕会伴随他们一生。他们再也回不到以前了。无论是否值得，他们总会有遗憾、内疚和悲伤。他们的经历苦不堪言。他们无法向那些从来没有经历过精神疾病的人解释精神疾病是什么样子。他们羡慕那些从来没有经历过精神疾病、从来不知道精神疾病是一番什么滋味的人。

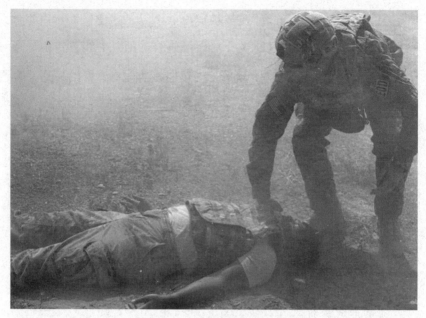

图 8-1　战争带来的创伤

来源：美国空军（United States Air Force，USAF）。"爆炸物处理（EOD）技术人员正在接受战术作战训练"，2017 年 4 月 31 日。摄影：Chase Cannon。网址：www.12af.acc.af.mil/News/Photos/igphoto/2001758234。查阅日期：2019 年 11 月 19 日。

精神疾病给了患者一些他们不想要的知识，以及一些他们希望永远都用不着的智慧。但是，这是我们大家终有一天会需要的、会用上的智慧。我们大多数人终有患上严重疾病的一天。关于如何应对这种大家都可能会遭遇的经历，精神疾病患者可以教给我们很多。

学会忍受苦难

作为国际知名精神病学中心的精神科实习医生，我经常发现自己处于一个不安状态。我正在学习治疗精神疾病的要领，而且很高兴能在这样的一流机构学习。人们不远千里，从全国甚至世界各地赶来这里寻求治疗。这就是问题所在。我能治好他们吗？我只是一个实习生，我该怎么治疗他们的疾病？人们会说："当地所有的医生／精神科医生我都已经看过了。住院治疗我也试过了，每种药我都试过了，各种自助图书我都读过了。这些都没用。但我知道，只要我能来到这里，只要能找到你，你就能帮到我！"听了这些话，我不禁倒吸了一口气。我怎么能比那些医生、治疗师和自助图书的作者知道得更多呢？我自己也才刚刚开始学习呢！

由于这种困惑，我在工作中养成了一个习惯。我开始问患者，是什么帮助了他们。有很多人为了来这里接受长期治疗，在当地社区住了下来。有些人患有危及生命的难治性重型疾病，但不知何故，病情好转了；其中包括多次试图自杀的人、对危险物质上瘾的人、拒绝吃药的人、变得狂暴的人，以及找不到任何有效治疗手段的人。那么，他们是怎么做到的？他们是如何生存下来并让病情得到好转的？

我问每个来找我治疗的人："你是怎么做到的？你是怎么好转的？"令我惊讶的是，他们的答案非常相似，但又不完全相同。因此，这不是他们在重复从别处听来的话，也不是人云亦云。每个人都有自己的版本，但都会这样——他们会先停顿较长一段时间，叹口气，若有所思，然后这样说：

> 好吧，有很长一段时间，我拒绝承认自己得了这种病。我表现得若无其事，照常参加聚会、上班、加班、晚上去外面想玩多久就玩多久。我不按时赴诊，把医生开的药也

扔了。我尽力掩饰自己的虚弱病态。但我越是那样，事情就变得越糟。我在床上躺了几个星期，丢了工作，还自杀过，最后住进了医院。我讨厌"生病了"的想法，但最终我意识到，不能再否认自己生病了。最后，我不得不承认，虽然我不想得这种病，但我得了。我讨厌生病，但我真的病了。我要学着接受这个事实。无论如何，我将不得不带着疾病生活。我必须容许它存在，接纳它。从那一刻起，从我接纳它的那一刻起，一切开始有了好转。虽然并不是完全好转，虽然这些好转并不大，但情况在慢慢变好，变得越来越好。

当越来越多的人说着类似的话时，我不禁为之愕然。我以为每个人都有不同的康复"秘诀"，这样我就会列出很多可能有效的方法。我以为人们会说他们找到了适合自己的药物，或适合自己的治疗方法。我以为他们可能会告诉我一些很棒的自助图书或治疗方案。他们确实从所有这些方法中获益了，但没有人具体说是哪种方法起了决定性的作用。他们都说只有一件事产生了关键影响：接纳。

什么是接纳？

我对着这些答案思考了很久，我试着厘清到底发生了什么。我的意思是，对这些人来说，从病情开始恶化的那一刻起，他们不就很明显地患有这种疾病吗？医生没有告诉他们诊断结果吗？难道他们不知道为什么要吃药或按时就诊吗？显然，他们心里是很清楚的。他们知道，但一开始他们只是理智上知道。在情感上和现实上，他们并不知道。在更深的心灵层面，他们不知道也不接纳自己的疾病。他们知道自己病了，但却尽力装作没病的样子生活，装作没病的样子思考，装作没病的样子感知外界。他们一次又一次地碰壁，直到最终他们才接纳了。

什么是接纳？接纳不是认可，接纳并不是说"我很高兴我得了这种疾病，它永远改变了我的生活"。接纳不是放弃，接纳并不是说"我生病了，对此我束手无策也无能为力，我放弃了"。接纳并不是与疾病同流合污，接纳并不是说"我就是一个精神分裂症患者"，或者"我就是一个成瘾者"。接纳就是接受现实如其所是，学会带着它生活。接纳就是承认"我有问题，我不完美，我有慢性疾病。这种疾病已经成了我的一部分，我必须带着这个疾病生活，因为除此之外我别无他法，没有别的路可以走"。

自我完善的悖论

在教导人们如何带着精神疾病生活方面，匿名戒酒者协会的十二步骤戒酒方案走在了前面。十二步骤小组要求人们承认自己患有疾病，并承认无法控制它。第一步是接纳，"承认我们对酒精依赖无能为力，我们的生活变得无法控制"（匿名戒酒者协会，2001）。第二步，愿意向外界"比自己更强大的力量"寻求帮助。

说来奇怪，**让自己变得更好的第一步，是承认你不能让自己变得更好。改变自己的唯一方法就是接纳真实的自己，包括自己身上存在的问题以及所有一切**。我把这称为自我完善的悖论。生活中有很多问题是我们可以解决的，而且我们每天都在解决这些问题。但是，有些问题是无论我们如何努力都无法解决的。疾病，从定义上来说，不是我们通过意志力或努力就能控制的。不管我们怎么努力，都不能控制。例如，无论重度抑郁症患者多么努力地站起来工作，他们都无法正常工作。无论精神分裂症患者多么努力地集中注意力，他们都无法像以前那样集中注意力。因此，精神疾病患者必须接纳他们无法控制这种疾病的事实。他们不能让它消失，也不能抑制症状。他们必须学会忍受，并接受治疗。

奇怪的是，改变的最好方式就是承认我们无法让自己改变。处理问题的最好方法是承认我们有问题。我们能从疾病中变得更好的唯一方法，是承认我们患有疾病，不管我们想不想。我们越是能对着镜子说"我全然地接纳你现在的样子"，我们就越发现自己正在康复和成长的过程之中。

"伟大的美国神话"

每个人都知道接纳，但这通常并不是大多数人的自助方式。大多数自助畅销书都承诺了很多：消除忧虑，治愈疾病（通常不需要药物），让我们更有条理，帮助我们享受生活，让我们快乐。如果它们只强调"接纳你的问题"，那它们就只是一本本小册子，不会有人买来看。大多数自助图书和自助大师，都在宣传我所说的"伟大的美国神话"——只要你的愿望足够强烈，只要你足够努力，你就能无往不胜。这就是伟大的美国神话！在一定程度上，伟大的美国神话是真实的。我之所以不称它为美国梦，是因为梦是不真实的；我之所以称它为神话，是因为它是一个故事，告诉了我们一些关于生活的深刻哲理。我们读的那些自传和畅销书，讲述的是伟大的美国神话中的人物故事，包括亚伯拉罕·林肯和贝拉克·奥巴马，他们从默默无闻到成为总统。我们耳熟能详的那些体育明星，比如橄榄球四分卫库尔特·华纳（Kurt Warner），上一年还在便利店理货打杂，第二年就赢得了超级碗（Super Bowl）冠军。我们看到那些不知名的业余表演者，上了《美国偶像》[1]等电视节目后，成了超级明星。在《洛奇》（Rocky）和《弱点》（The Blind Side）等电影中，我们看到一无所有的英雄，以勇气和毅力战胜了一切。人人都喜欢胜利者，人人都喜欢这样的故事。

"伟大的美国神话"最棒的地方在于它激励了我们。我们每个人都有希望和梦想，伟大的美国神话告诉我们，不要放弃我们的希望和梦想。它告诉我们，也许我们这些平凡人也能做不平凡的事。也许我们可以超越自己的想象。也许我们可以从默默无闻，到一鸣惊人。是的，这个神话蕴含很多哲理，让人们受益良多。

然而，这个神话也有缺点。伟大的美国神话告诉我们，只要我们足够努力，愿望足够强烈，我们就能无往不胜。那么，如果我努力了却没有成功呢？如果我反复尝试却都没能实现目标，那该怎么

1.《美国偶像》（American Idol），是美国电视台的一档真人秀节目。——译注

办？如果我想当总统，但没当上怎么办？如果我想成为美国职业橄榄球大联盟的一名四分卫，但在高中时因伤结束了职业生涯怎么办？伟大的美国神话暗示是因为我工作不够努力，或者对它的渴望不够强烈。如果我没有实现我的梦想，那一定是我的问题，我一定是个失败者。即使没有人这样说我，我内心也会觉得自己很失败，因为我的梦想没有实现。

神话与现实

比"伟大的美国神话"更伟大的，就是现实。如果你的梦想是成为美国总统，那么你可能不会成功。美国人口超过 3.2 亿，但总统的数量是有限的，大约每 4~8 年才产生一位。奥运会金牌获得者、电影明星以及人们梦想的许多事，其数量也有限制。

事实上，我们的一些梦想实现了，但大多数没有实现。我的一个梦想是成为大联盟跑卫，另一个梦想是成为一名爵士音乐家。事实证明，我的基因决定了我在运动方面处于平均水平，在音乐方面略高于平均水平。即使从小就有大联盟教练指导我训练，我也永远成不了大联盟跑卫。即使没日没夜地练习，我也永远成不了职业音乐家。我没有做这些事所需要的基因，也没有成为总统或成功演员的基因。这没什么好羞愧的。事实是，我们每个人身上都有多种才能，我们每个人都有自己擅长的事，也都有自己不擅长的事。我们每个人身上都或多或少存在一些问题，我们每个人都会生病。各种限制因素，使得我们的大部分梦想无法实现。人就是这样。

成长是很艰难的

通过这些事，我们发现了一些生活中最深刻的认识和教训：我们的梦想不可能全部实现。并不是我们想做的每件事都可以做成。我们根本没有那么多时间去做所有自己想从事的职业，没有时间去所有自己想去的地方，没有时间去练习那么多项目让自己变得擅长。我们不能和所有我们想亲近的人在一起。我们必须在生活中做出选择。我们追求某些机会，而放弃其他机会，因为我们不能追求生活中的所有机会。如果我们走到了一个分岔路口，我们不能两条路都走。我们只做一件事，而不是所有我们能做的事都做。

我们年轻的时候，生活似乎不是这样的。如果我们幸运的话，人们会鼓励我们去追求自己的梦想。他们看到了我们的潜力，指出了我们的机会。我们年轻的时候似乎有用不完的时间，很多事情可以放到以后慢慢做。我们有这样的想法：以后，我可以回到校园学习其他知识，或换个职业，或学开飞机，或当个优秀的吉他手，或造艘船环游世界。

随着生活的展开，大多数年轻人能够感受到自己取得的进步。即使他们不喜欢上学，他们也会从低年级升到高年级，从初中升到高中，甚至大学。或者他们高中毕业就开始工作了。他们长大了，学到了本领，变得更聪明更强壮了，更有能力处理生活了。当大多数人年轻的时候，他们忧心忡忡，但通常对自己未来的生活以及将来做什么很乐观。如果他们幸运的话，就会在生活中不断取得进步。有些人在学业或事业上得到发展，有些人找到了爱情，有些人生了孩子并抚养他们。随着年龄的增长，许多人变得更加富有，他们在自己的社区安居乐业。即使他们没有达到所有的目标，他们也会感受到自己取得的进步。

神话终结的悲伤

到了人生的某个阶段，这种进步逐渐消失了。最终，每个人都会撞墙碰壁。大家都开始觉得，人生可能不是一个不断取得进步的向上循环。在某种程度上，我们的职业生涯已经走到头了。在某些时候，我们意识到自己没有时间去追求另一份职业或再获得一个学位了。在某些时候，我们发现家庭关系并不是我们所希望的那样。在某些时候，我们看到自己的身体在不断衰老，变得越来越虚弱，而不是变得越来越强壮。到了某个年龄，我们就会生病。到了某个年龄，我们就会意识到自己也是凡人，我们的人生只能如此了。

通常，人到中年，在40多岁到60多岁的某个时候，会出现瓶颈期（Lachman et al., 2015）。在这个时候，人的身体、事业和人际关系都达到了巅峰，几乎全部潜力都被发掘了出来。而且，在人生的这个阶段，大多数人开始患上慢性疾病，如高血压或关节炎。在这个时候，很多人会经历一个悲伤和接纳的深刻过程。起初，他们通常会用传统的方式，比如出轨、辞职或买辆新车，反抗"事情不可能总是往好的方面发展"的观点。但是，最终人们会从不满和不安变成悲伤和失望。他们开始怀疑：这就是人生的全部吗？我的人生就这样了吗？如果我"过了巅峰期"，这是否意味着从现在开始生活都在走下坡路？不管是50岁还是才满40岁，不管是40岁还是才满 30 岁，我们的生命是有限的。我们是人，我们就会经历人的生命周期——成长、成熟和衰老。

为了实现更深层次的成长和成熟，人们在生命的这个阶段必须进入一个悲伤的过程。他们容忍悲伤和失望，并开始深入思考人生。他们开始认识到自己的生命有限，认识到人终会死亡。他们接受了自己的缺点、失败和失望。他们接受了自己患有疾病的事实，并学会忍受自己的局限性。

悲伤和接纳有什么好？为自己所没有的而悲伤，我们才会珍惜我们所拥有的，才会对我们所拥有的加以充分利用。我们大多数人并没有得到所有自己想要的，但大多数人在生活中已经得到了足够多的美好和幸福。幸福生活的秘诀，如果有的话，就是好好享受自己已经拥有的，而不是去追求那些自己想要的。另外，悲伤和接纳让我们以最好的方式应对疾病和失败——寻求我们需要的帮助，并允许生活如其所是。这并没有给我们最好的生活，但考虑到生活的这些局限性，它给了我们可能拥有的最好的生活。经历这样一个深刻的悲伤和接纳的过程，给了我们一些独到的个人智慧，以及关于如何生活的深刻认识，并教会了我们在生活中能够学到的最重要的哲理。

精神疾病是我们的老师

这些讨论与精神疾病有什么关系？其实，精神疾病患者比我认识的其他人群拥有更多这类智慧，因此（在我看来）相较于我认识的其他人群，那些接纳了精神疾病的人可以教给我们更多关于生活的知识。这是因为患有精神疾病的人在某种程度上与我们其他人不同吗？精神疾病会给人神秘知识或超自然力量吗？它能教给人们一些别人不知道的东西吗？

根本不是。已经接纳了精神疾病的患者所知道的，是我们大家都需要知道的。精神疾病患者之所以比其他群体更深刻、更全面地了解它，并不是因为他们是另一种人。他们是和我们一样的人，但他们"碰壁"的时间几乎比所有人都要早得多，他们在成年初期就参加了关于悲伤和接纳的"速成班"。当大多数人在享受精力充沛、乐观向上的青春时，他们却患上了精神疾病，他们正在碰壁。

与大多数其他慢性疾病不同，精神疾病通常始于人在青少年和20多岁时。大多数慢性疾病开始于人在中年或中年之后，但精神疾病不是这样。精神疾病通常在人们进入成年期时发生（见图8-2）。当然，也有很多例外。但是，精神疾病的平均发病年龄是14岁，这太让人震惊了；50%的终身性疾病始于14岁，75%始于24岁（Kessler et al., 2005）。这并不意味着大多数精神疾病患者在14岁时就得到诊断和治疗。大多数人在被诊断和治疗之前，已经患有精神疾病多年了。但回过头来看，绝大多数人报告说，症状开始于他们青少年和20多岁时。

事实表明，大多数人的精神疾病是在青春期和青年期患上的，这段时间的人通常充满了乐观和力量。虽然这么多年轻人充满活力地追求他们的梦想，但患有精神疾病的人却必须应对他们的精神疾病；他们正在碰壁，正在经历人生中最伟大的转变：他们正在慢慢接受疾病、限制、丧失和失败。我们终有一天都要面对这些，但大多数患有精神疾病的人必须比其他人早几十年面对。

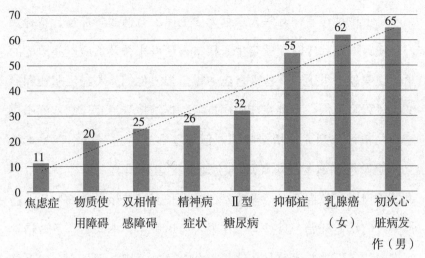

图 8-2　常见慢性疾病的平均发病年龄

来源：美国疾病控制和预防中心，2017；Go et al.，2013；Howlader et al.，2020；Kessler et al.，2005；McGrath et al.，2016；Paus et al.，2008。

　　悲伤和接纳的过程，是极其痛苦的。大多数患有中重型精神疾病的人，在生活中什么事都做不了；要是没有这些疾病，他们是可以轻而易举完成这些事的。很多人的梦想在他们去追求之前就被剥夺了。精神疾病是一颗难以下咽的苦药，比任何药物都苦。没有谁想患精神疾病，但他们没有选择，他们必须面对这个事实，即他们将被迫过一种自己不愿意过的生活，一种与梦想完全不同的生活。他们必须接纳生活的限制，并在这些限制中生活，谦卑地接纳自己的命运，接纳自己需要帮助的事实。面对这种严重程度的疾病，人们必须放弃大多数人想要的生活，并放弃对生活的期望。他们的痛苦换来了什么？换来的是生活所能给予的最深刻的智慧。

康复并重建生活

对于这种转变，有些人永远无法上岸。就像战争那样，精神疾病会使人们在壮年时期就丧生。很多人还没来得及适应这些严酷的生活现实就去世了。有些人意志力很坚强，他们从不经历悲伤和接纳的过程。他们一生都在与疾病抗争，拒绝接受治疗，常常死于成瘾症、精神分裂症或情绪障碍。但那些在这个过程中幸存下来的人，就像想在饱受战争蹂躏的土地上重建家园的人那样。战争结束了，但家园被摧毁了，重建是一个漫长而又苦乐参半的过程。通常，人们从零开始，只是为了在艰苦环境中生存下来。从重型精神疾病中稳定下来并不容易，这是一个艰巨的过程。但是，重建迟早会开始。

处在重建生活过程中的人，正在康复（Leamy et al., 2011）。康复并不意味着疾病已经治愈，并不意味着疾病不影响生活。康复意味着人们接纳疾病的限制，忍受疾病造成的痛苦，为自己创造更好的生活。美好的生活并不意味着在生活中没有疾病，没有痛苦，没有失败，没有失望；而是要接纳它们，并在其中找到意义、快乐、满足、目标以及联结。没有人能拥有完美的生活，但另一方面，并不是只有完美的人才能拥有美好的生活。相反，人们必须接受生活中不好的一面，同时寻找并珍惜那美好的一面。比如，在匿名戒酒者协会的十二步骤戒酒方案中，很多戒酒小组为了提醒自己这个道理，在戒酒聚会结束时，小组成员会手牵手轻声祈祷："请赐我宁静，去接受我不能改变的；请赐我勇气，去改变我所能改变的；请赐我智慧，去分辨两者的不同。"简单地说，这就是康复。

每个人的康复之路都因人而异，但都是漫长而曲折的。每个人都必须找到自己的康复之路，但每个人都需要别人的帮助才能在康复之路上走下去。从更正式的定义来讲，康复是"一个深刻的、个人的、独特的过程，在这个过程中，一个人的态度、价值观、情感、目标、技能和角色都发生了变化。即使由于疾病而受到限制，他仍然能够过上满意的、充满希望的、有所贡献的生活。康复还包括超越精神疾病的灾难性影响，在生活中发展新的意义和目标"（Anthony，1993）。

这个康复定义提醒我们，精神疾病患者不是在被动地接受医疗护理。他们不是无能之辈，他们的生活不需要被控制。他们和其他人一样，在生活中有相同的追求，需要克服相同的困难。康复永远强求不来，而且别人也无法给予。对于这个悲伤、接纳和康复的过程，每个人都必须从自己的内心开始；每个人都可能认同或抗拒这个康复过程。但是，没有人能只靠自己就实现康复。我们所有人都需要别人的帮助和照顾，才能克服生活中的问题以及疾病。

精神疾病患者可以教给我们什么？

康复的人能教给我们什么？我认为，是最值得知道的关于人生的智慧。我非常庆幸从康复者身上学到了这个道理，即如何衡量一个人。是什么造就了一个人的成功？是什么造就了一个好人？我们应该钦佩谁？我们应该使用什么标准？

康复的人知道这些问题的答案，或者更确切地说，他们抛弃了所有的错误答案。康复的人知道，作为人，我们不能用自己无法控制之事来衡量自己。我们不能因为生活中发生的事而变得自大，或变得绝望。我们不能用生活中自己无法选择之事来判断自己，或评价自己。奇怪的是，那些我们无法选择的事，反而会对我们的人生和成就产生最大的影响。

　　毕竟，我们无法选择自己的父母，我们也无法选择自己的基因。所以，我们无法选择自己的天赋，也无法选择患病风险。我们无法选择自己的长相。我们无法选择自己的性格、智力水平、艺术天赋、运动天赋以及社交能力。我们无法选择那些可以发展我们才华和能力的机会。我们无法选择自己的成长方式。我们无法选择自己的家庭环境、我们的文化、我们的学校、我们的营养、我们所处的地理位置以及我们的社会阶层。我们无法选择自己处在什么历史年代，也无法选择能够决定我们命运的重大事件（比如战争或全球流行病）。生活中出现的那些机会，都不是我们创造的，虽然我们可以做出选择作为回应。有些人从未有过良好的教育机会、良好的职业机会或良好的经济机会。最重要的是，自己会患什么疾病，生活中会出什么问题，我们没有人可以选择。如果我们可以选择，那我们可能会选择一个完全不同的人生。

　　因此，衡量一个人的真正标准不是这些。我们通常把美貌、财富、社会地位、智慧、权力、魅力与成功联系在一起。这些都很美好，都很值得拥有，但是没有谁能告诉我们什么样的人才配拥有它们。衡量一个人的标准，是看这个人如何回应生活给予他的东西。在生活中，每个人都有"一手牌"可以玩，这些牌有遗传、教养、机遇等等。衡量一个人的标准是看他们如何接受这手牌，怎么打这手牌，而不是看他们在人生游戏中赢了多少。衡量一个人的真正标准是看他如何面对生活中的起起落落、失望与失败、成功与意外。

是什么造就了一个好人？勇敢面对痛苦的事实。即使看起来毫无希望也要坚持下去的决心。坦诚地承认问题。不把自己的问题归咎于他人的智慧。谦卑地寻求外界的帮助。拥有从毁灭性经历中学习的力量。即使处境对人不利，也优雅地接受命运的磨炼。从精神疾病中康复的人并不比其他人更接近完美，但如果他们想要生存下来并重建生活，就必须一路学习这些美德。

康复者心里明白，个人尊严来自面对真实的自己，而不是来自他人的尊重，也不是来自显赫的地位。他们知道，过上美好生活与传统意义上的成功没有多大关系。他们清楚，遇到问题并不可耻，需要帮助也不丢脸，接受自己的局限性也不损颜面。事实上，这样可以让人变得真正坦诚、真正善良、真正对他人有所帮助。因为我们作为人，真正能帮助别人的唯一方法就是提升自己，承认自己的问题，并解决这些问题，这样我们就能把我们所学到的智慧传授给其他人了。

作为一名精神科执业医生，每天我都会看到人们的生活被精神疾病打乱。这些人不再是以前的自己，他们将永远无法过上他们想要的生活。但是，每天我都看到这些人带着尊严、骄傲、谦卑和勇气面对他们的命运。每天，我都能看到这些人在锻炼自己的忍耐力、意志力和坚韧性。每天，我都惊叹他们能活下来并继续前进。每天，我都看到他们在重建人际关系、生活环境、事业和人生目标。每天，当我面对自己的考验和逆境时，我都会受到启发，效仿他们。每天，我都注意到他们通过各种方式让周围的世界变得更美好。

　　毫不夸张地说，所有这些可能听起来很戏剧化，但我是认真的。勇于面对精神疾病并通过努力获得康复的人，值得我们大家敬畏，而且他们拥有我们需要知道的关于生命的深刻认识和理解。也许，是时候更深入地审视他们的发现了，是时候摆脱我们对这种疾病的下意识判断了。也许，是时候停止假设、停止否定、停止建议了。也许，是时候质疑我们对精神疾病以及精神疾病患者的那些古老假设了。也许，是时候让"我们"开始倾听"他们"了。

宣教建议

　　· 宣教是为了让大家认识到：患者在疾病、治疗和康复过程中是最重要的角色，而且他们是积极主动的。通过证明人都会生病，都会有生活的限制，康复才是最大的意义，关系到人类的繁荣昌盛，你可以帮助公众把观念从"他们那些人"转变为"我们这些人"。

　　· 宣教重点要从"疾病的病理和限制"转移到"面对疾病并接受治疗可以让患者积极应对，给患者带来复原力"。因此，在宣教中要把重点从"坏处"转移到"好处"上来。

　　· 在承认精神疾病患者的独有经历（一方面），阐明生活中每个人都会面临类似挑战（另一方面）的时候，一定要小心谨慎。

　　· 有些患者和家属对专门用语很敏感，这是可以理解的。尽量不要用"精神分裂症患者"或"精神病患者"之类的称呼指代某一群人，因为这可能暗示我们在用疾病定义他们，或者暗示我们把他们当作异类歧视对待。然而，类似"患有精神分裂症的人"或"遭遇精神疾病的人"的称呼，给人的感觉会完全不一样。

· 记住，你不是在教导人们如何康复。感谢他们勇敢地走上这条艰难的康复之路，并且给他们加油打气。

· 想想你的患者，以及你从这些康复者身上学到了什么。问问自己，如果你处在他们的人生处境中，你会怎样做？在他们面对和处理这些生活挑战的方式中，寻找值得钦佩的地方。

· 为了能深刻地体会这些康复者所取得的成就，你必须接纳自己的个人局限、问题和疾病。你需要了解自己的局限，并学习如何在这些局限下好好生活。

· 同样地，如果你自己不能放下追求完美和不断取得成功的想法，那你就会含蓄地将疾病的局限性描述为人所不齿的缺陷。

收场白：团结的愿景

宣教的终点是什么？是使人们普遍认识到：精神/心理疾病是一种常见的可治疗的医学疾病。听起来，这个目标并不高，但事实证明，比起它的简洁来，精神/心理疾病的真相更令人难以接受和整合。污名化、病耻感、偏见、误解、蔑视和否认，直到现在都还存在。因此，将这些事实真相在思想上、情感上和社会文化层面进行充分融合，是一项巨大的成就，它将终结精神/心理疾病的污名化与病耻感，以及精神/心理健康的二等地位。

通向这个终点的道路可以定义为开放和坦诚：无论是个人还是社会，如果我们的文化不承认"我们这些人"是与精神疾病有关联的人，那我们就不能整合精神疾病的真相。作为专业人员，如果不承认自己也是"我们这些人"中的一员，那我们就不能有效地带领大家在这条道路上前行。"他们（精神疾病患者）与我们（正常人和助人者）之间是有区分的"这样的观念，表明"我们"仍在将自己的挫败感和脆弱性投射到"他们"身上，而不是接纳它们。这种习惯表明，偏见和污名化、病耻感仍然存在，而且将继续存在，直到我们与患者之间的这种根本差异感消失。当我们觉得大家都有同样的优点和缺点时，当我们能够带着这样的心态承担各种社会和医学角色时，我们就知道一个新的时代已经来临。当在精神／心理健康方面不再有"他们那些人"这种指代时，我们就知道我们已经成功了。然后，真正的工作才能向前推进。

常见的前进道路

证据很充分，而且很坚实。

·精神疾病很普遍：它影响着我们每个人。

·精神疾病是真实存在的：它和其他医学疾病一样真实存在。

·精神疾病是严重的：它与其他任何类型的医学疾病一样会致命、致残。

·精神疾病不是谁的错：不应该责怪任何人。

·精神疾病是可治疗的：它和其他慢性疾病一样可以治疗。

这些事实并非不言自明的，它们有悖于我们的既有常识。但是，它们是有科学依据的，在科学上，它们是合理的，其合理性经得起质疑推敲。证据是压倒性的，而且非常充分，这些研究证据多得我们一生都研读不完。而且，每天都还有更新、更前沿的研究结果发表出来。

我们现在对精神疾病有了很深入的了解。一个多世纪前，精神病学家卡尔·荣格（Carl Jung）把心理学称为"非科学观点的偶然聚合"（Jung，1921/1976）。一直以来，很多人对精神疾病和心理问题颇有微词。但是，现在的心理学不仅仅是多种观点的聚合，而且我们对心理健康和精神疾病的理解，现在有了科学基础——它建立在多年积累的大量研究的基础之上，因此不会遭到反驳或破坏。相反，我们将在这个基础上苦心钻研，慢慢提升发展。

然而，我们对精神疾病了解得还不透彻。很多我们真正需要知道的，我们都还知之甚少。我确信，我们对精神疾病**未知的部分**远比已知的部分要多。但是，这并不令人气馁。我们正在研究的是宇宙中最复杂的物体。我们从讨论人类大脑的复杂性开始，我们也将以此作为结束。如果宇宙存在一个真正的终极边界，那就是人类，而人最重要的器官就是我们的大脑。在未来几十年，研究人员将致力于了解人类的大脑和精神疾病，这将耗费我们几代人的时间。

因此，这并不是故事的结束，也不是我们探索精神疾病这一复杂事件的结束。我们不是在终点，也不是在起点。在我看来，我们已经快要完成起步工作。我们现在已经摆脱了错误的开始，摆脱了基于原始观察和专家意见的理论，摆脱了对一种系统而非另一种系统的教条主义信仰，摆脱了关于心理与生理、遗传与环境、药物治疗与心理治疗的无意义争论。我们有前进的基础，而且这是一个真正的科学基础。这项探索长达数百年，而我们刚进入探索的中期阶段——探索了解我们人类的自身状况（human condition）、心智活动（mind）以及精神疾病。

我们永远不会回到过去的污名化时代，也没有必要再回到关于"精神疾病的神话"或"有毒的精神病学"的辩论。相反，仍然存在的问题和分歧只会激发更多的研究和科学进步。但是，相较于任何其他科学领域，精神疾病的发展更为缓慢和复杂，因为如果我们想要全面理解精神疾病，我们就必须对人的心智、大脑、社会以及精神世界有深入的了解。我们必须了解最深层的秘密——我们是谁。

最重要的是，我们现在有了一条共同前进的道路。我们仍然需要辩论，仍然需要不同的声音。我们需要有人挑战心理健康专业人员的传统观念和做法，质疑我们做事的方式，并要求更好的前进方法。但是，我们不必回到起点重新开始，也不必质疑我们正在做的事情背后的理论基础。我们正在共同努力，满足精神疾病患者及其家人的需求。我们的方法是在医学、心理学和社会学研究的基础上，开发医学－心理－社会疗法，来治疗医学、心理和社会方面的疾病。现在，我们对所治疗的疾病有了基本的认识，也知道了该如何提高我们对精神疾病的理解，以及如何改进治疗方法。我们现在都站在同一立场——与患者一起并肩应对精神疾病。

所有这些都是好消息。在人类历史上，首次解决了关于精神疾病性质的科学争论。精神疾病是一种会影响患者整个人身心的医学疾病，而精神／心理健康治疗是一种针对患者整个人身心的医学－心理－社会疗法。没有人应该为精神疾病负责，没有人应该感到羞耻，没有人应该被污名化。这在五十年前看似是白日梦，但我们现在就快实现了：像对待其他医学疾病那样对待精神疾病；像对待其他医学疾病患者那样对待精神疾病患者；像解决其他医学和社会问题那样，共同努力解决精神／心理问题。

现在就团结起来

西格蒙德·弗洛伊德小时候可能遭受过性虐待，他成年后肯定有过惊恐发作和恐惧症（Jones，1961）。他是历史上最著名的精神病学家，第二著名的是他的追随者卡尔·荣格。荣格在 1912 年与弗洛伊德分道扬镳后不久，就患上了一种类似精神病性抑郁症的疾病（Jung，1963）。他的家族病史可以往前推很多代，其祖先性情极为古怪，可能患有精神病（Bair，2004）。美国最著名的心理学家威廉·詹姆斯（William James）曾患有自杀性抑郁症和惊恐症（McDermott，1967/1977）。行为主义心理学的创始人约翰·华生（John Watson），与子女们的关系非常疏远。他的一个女儿和两个儿子都曾经自杀未遂，他的外孙女，即女演员玛丽特·哈莉（Mariette Hartley），后来成为美国自杀预防基金会的荣誉理事，大力倡导心理健康（Hartley and Commire，1990）。那么，现在的心理健康专家呢？凯·雷德菲尔德·杰米森（Kay Redfield Jamison）是躁郁症方面的著名专家，曾写过关于她自己的躁郁症的感人故事（Jamison，1995）。心理学家玛莎·莱恩汉（Marsha Linehan）曾经针对边缘型人格障碍开创了最有效的治疗方法，她公开讨论了她自己的边缘型人格障碍（Linehan，2020）。

虽然有点离题，但我最喜欢的故事是关于卡尔·梅宁格（Karl Menninger）和威廉·梅宁格（William Menninger）这两位精神科医生的。卡尔出版过心理健康的畅销书，威廉曾经登上过 1948 年 10 月 25 日《时代》杂志的封面。他们是第二次世界大战后最受尊敬和最有影响力的美国精神病学家，他们一起经营着梅宁格诊所；这家诊所决定着当时美国精神病学的命运。据说，他们的母亲偶尔会在工作时间去诊所看他们。但是，当他们接到电话听说母亲就快到了的时候，他们就会掐灭手上燃着的烟，把烟灰缸藏起来，打开办公室的窗户，这样母亲就不知道他们在抽烟，他们害怕被她发现（Friedman，1990）！

通过这个故事，我想说什么？我的意思是，我们不需要试图将那些患有精神疾病的人与医生、心理治疗师和研究人员区分开，我们也不需要将他们与其家人以及宣教者区分开。我们同舟共济。医生、治疗师、患者、家人、研究人员、宣教者和普通大众之间的界限是人为虚构出来的。我们的一生中，大多数人都会扮演不止一个这样的角色。患有精神疾病的人可以是医生、家人、研究人员和宣教者，患有精神疾病的人跟没患有精神疾病的人一样常见。患有精神疾病的人是普通大众，患有精神疾病的人不是"他们那些人"，而是"我们这些人"，因为任何一个社会群体中都有患有精神疾病的人。因此，我们不能将患有精神疾病的人与医生、家属和其他人区分开。无论我们自己是否患过精神疾病，我们都关心患有精神疾病的人，因此我们都在默默地关注精神疾病。这是我们大家的问题，解决这个问题对我们每个人都很重要。找到这个问题的解决办法，对我们每个人都有好处。

有时候，当我想到这些我就会想起1960年的电影《斯巴达克斯》中的一个场景。《斯巴达克斯》大致改编自罗马帝国最大的奴隶起义这一真实故事，该起义由一个名叫斯巴达克斯的角斗士领导。斯巴达克斯和他的奴隶同伴们解放了自己，打败了几支罗马军队，但后来斯巴达克斯和许多其他造反士兵一起被罗马当局抓获。

在电影中，罗马人不确定哪个囚犯是斯巴达克斯；当然，那个年代没有照片或面部识别软件来帮他们进行辨认。最后，罗马人准备杀光所有囚犯，除非斯巴达克斯自己站出来。因此，斯巴达克斯（柯克·道格拉斯饰演）慢慢地站了起来，准备俯首承认自己就是斯巴达克斯。但就在他张嘴要承认的时候，另一个人跳了出来，大声说自己是斯巴达克斯。斯巴达克斯盯着他看了看，这时，又一个人跳了出来，大声说他才是斯巴达克斯。就这样，人们一个接一个地站起来，直到最后所有的囚犯都站了起来，大声叫喊着坚称他们是斯巴达克斯。罗马人傻眼了。

我确信，总有一天，这也会发生在精神／心理健康领域。也许已经开始发生了，因为在这么庞大的社会中，很难说。在每个房间里，在不同的时间和地点，都会有一个人站起来说："我受到精神疾病的影响。我患有精神疾病；我的孩子患有精神疾病；我最好的朋友患有精神疾病。"第一个人话音刚落，另一个人就马上跳出来说，"我受到了精神疾病的影响"。一个人接一个人都这样说，直到最后一股承认的浪潮席卷整个房间：我们所有人都受到精神疾病的影响。平衡会被打破，房间里的每个人、社区里的每个人、全国的每个人都将意识到，精神疾病不再是"他们那些人"的问题。"那些人"不是需要应对精神疾病的人，"那些人"也不是需要我们帮助的人，而是"我们"，是我们所有人。当有足够多勇敢的人站出来发声时（很多人已经这样做了），人们会环顾四周，发现自己不再是少数派。他们不再需要担心"有人会知道"或"他们不会理解"。他们必须理解，因为"他们"都受到了影响，和我们其他人一样。当这一刻到来的时候，当平衡被打破的时候，它就再也回不去了。精神疾病的现实是建立在事实的基础之上的，这些事实一旦被大家看见后就永远不会被忽视。一旦我们把它作为一个社会、一种文化、一个民族和一个世界来看待，它就会变得非常真实、非常明显，也就无须再争辩了。我们最终会认识到，精神疾病是每个人都可能患上的、会影响我们身心的一种疾病。我们大家都有精神 / 心理问题，它是人类的一部分。于是，我们一起向着康复前进。

参考文献

开场白

Agency for Healthcare Research and Quality: The number of nurse practitioners and physician assistants practicing primary care in the United States. September 2018a. Available at: www.ahrq.gov/research/findings/factsheets/primary/pcwork2/index.html. Accessed April 19, 2020

Agency for Healthcare Research and Quality: The number of practicing primary care physicians in the United States. July 2018b. Available at: www.ahrq.gov/research/ findings/factsheets/primary/pcwork1/index.html. Accessed April 19, 2020

American Psychological Association: How many psychologists are licensed in the United States? Monitor on Psychology 45(6):13, 2014. Available at: www.apa.org/monitor/2014/06/datapoint. Accessed April 19, 2020

American Psychological Association: Survey: Americans becoming more open about mental health. May 2019. Available at: www.apa.org/news/press/ releases/apa-mental-health-report.pdf. Accessed April 16, 2020

American Psychiatric Association: Diagnostic and Statistical Manual of Mental Disorders, 5th Edition. Arlington, VA, American Psychiatric Association, 2013

Appelbaum PS, Parks J: Holding insurers accountable for parity in coverage of mental health treatment. Psychiatr Serv 71(2):202–204, 2020

Banaschewski T, Gerlach M, Becker K, et al: Trust, but verify: the errors and misinterpretations in the Cochrane analysis by OJ Storebo and colleagues on the efficacy and safety of methylphenidate for the treatment of children and adolescents with ADHD. Z Kinder Jugendpsychiatr Psychother 44(4):307–314, 2016

Barsaglini A, Sartori G, Benetti S, et al: The effects of psychotherapy on brain function: a systematic and critical review. Prog Neurobiol 114:1–14, 2014

Bishop TF, Seirup JK, Pincus HA, et al: Population of U.S. practicing psychiatrists declined, 2003–13, which may help explain poor access to mental health care. Health Aff (Millwood) 35(7):1271–1277, 2016

Bloom P: Descartes' Baby: How the Science of Child Development Explains What Makes Us Human. New York, Basic Books, 2005

Brikell I, Kuja-Halkola R, Larsson H: Heritability of attention-deficit hyperactivity disorder in adults. Am J Med Genet B Neuropsychiatr Genet 168(6):406–413, 2015

Carlat D: Unhinged: The Trouble With Psychiatry—A Doctor's Revelations About a Profession in Crisis. New York, Simon & Schuster, 2010

Cooke A (ed): Understanding Psychosis and Schizophrenia. British Psychological Society, Division of Clinical Psychology, 2014. Available at: www.bps.org. uk/ what-psychology/understanding-psychosis-and-schizophrenia. Accessed January 4, 2019

De Pinto J, Backus F: Most Americans think there is stigma associated with mental illness—CBS News poll. CBS News, October 23, 2019. Available at: www. cbsnews.com/news/most-americans-think-there-is-stigma-associated-with-mental-illness-cbs-news-poll. Accessed May 8, 2020

Fountoulakis KN, Hoschl C, Kasper S, et al: The media and intellectuals' response to medical publications: the antidepressants' case. Ann Gen Psychiatry 12(1):11, 2013

Frances A: The British Psychological Society enters the silly season. Psychiatric Times, May 15, 2013. Available at: www.psychiatrictimes.com/view/british-psychological-society-enters-silly season. Accessed June 12, 2020

Frances A: What drives our dumb and disorganized policies on mental health? Psy-chiatric Times, October 9, 2015. Available at: www.psychiatrictimes.com/ couch-crisis/what-drives-our-disorganized-mental-health-policies. Accessed May 7, 2020

Greenberg GA: Psychiatry's incurable hubris. The Atlantic, April 2019, pp. 30–32. Available at: www.theatlantic.com/magazine/archive/2019/04/mind-fixers-anne-harrington/583228. Accessed July 30, 2019

Harrington A: Mind Fixers: Psychiatry's Troubled Search for the Biology of Mental Illness. New York, WW Norton, 2019

Kaiser Permanente: New poll: progress and persistent myths about mental health. October 2, 2017. Available at: https://findyourwords.org/understanding-depression/ mental-health-myths-facts-national-poll. Accessed January 8, 2021

Kendler KS: Toward a philosophical structure for psychiatry. Am J Psychiatry 162(3):433–440, 2005

Leucht S, Hierl S, Kissling W, et al: Putting the efficacy of psychiatric and general medicine medication into perspective: review of meta-analyses. Br J Psychiatry 200(2):97–106, 2012

Lewis M: Brain change in addiction as learning, not disease. N Engl J Med 379(16):1551–1560, 2018

Livingston JD, Boyd JE: Correlates and consequences of internalized stigma for people living with mental illness: a systematic review and meta-analysis. Soc Sci Med 71(12):2150–2161, 2010

Luhrmann TM: Of Two Minds: An Anthropologist Looks at American Psychiatry. New York, Vintage, 2001

McAllister-Williams RH: Do antidepressants work? A commentary on "Initial se-verity and antidepressant benefits: a meta-analysis of data submitted to the Food and Drug Administration" by Kirsch et al. Evid Based Ment Health 11(3):66–68, 2008

Parcesepe AM, Cabassa LJ: Public stigma of mental illness in the United States: a systematic literature review. Adm Policy Ment Health 40(5):384–399, 2013

Pies R: The war on psychiatric diagnosis. Psychiatric Times, April 3, 2015. Available at: www.psychiatrictimes.com/view/war-psychiatric-diagnosis. Accessed July 21, 2020

Phillips J, Frances A, Cerullo MA, et al: The six most essential questions in psychi-atric diagnosis: a pluralogue part 1: conceptual and definitional issues in psy-chiatric diagnosis. Philos Ethics Humanit Med 7(1):3, 2012

Prasad V, Vandross A, Toomey C, et al: A decade of reversal: an analysis of 146 con-tradicted medical practices. Mayo Clin Proc 88(8):790–798, 2013

Research America: Taking our pulse: the PARADE/Research America health poll. Charlton Research Company, 2006. Available at: www.researchamerica.org/ sites/ default/files/uploads/paradearticlementalhealth1006.pdf. Accessed April 17, 2020

Sajatovic M, Velligan DI, Weiden PJ, et al: Measurement of psychiatric treatment adherence. J Psychosom Res 69(6):591–599, 2010

Salsberg E, Quigley L, Mehfoud N, et al: Profile of the Social Work Workforce. A Report to Council on Social Work Education and National Workforce Initiative Steering Committee From the George Washington University Health Workforce Institute and School of Nursing. October 2017. Available at: www.cswe.org/ Centers-Initiatives/Initiatives/National-Workforce-Initiative/ SW-Workforce-Book-FINAL-11-08-2017.aspx. Accessed April 19, 2020

Stein D: Philosophy of Psychopharmacology. Cambridge, UK, Cambridge University Press, 2008

Substance Abuse and Mental Health Services Administration: Key substance use and mental health indicators in the United States: results from the 2017 National Survey on Drug Use and Health (HHS Publ No SMA-18-5068, NSDUH Series H-53). Rockville, MD, Center for Behavioral Health Statistics and Quality, Substance Abuse and Mental Health Services Administration, 2018. Available at: www.samhsa.gov/data/sites/default/files/cbhsq-reports/ NSDUHFFR2017/ NSDUHFFR2017.pdf. Accessed July 21, 2020

Szalai J: Mental illness is all in your brain—or is it? The New York Times. April 24, 2019. Available at: www.nytimes.com/2019/04/24/books/review-mind-fixers-psychiatry-biology-mental-illness-anne-harrington.html. Accessed June 16, 2019

Torrey EF, Kennard AD, Eslinger D, et al: More Mentally Ill Persons Are in Jails and Prisons Than Hospitals: A Survey of the States. Treatment Advocacy Center, May 2010. Available at: www.treatmentadvocacycenter.org/storage/ documents/final_jails_v_hospitals_study.pdf. Accessed July 21, 2020

Universal Health Services: UHS releases results of poll examining Americans' perceptions on mental health. March 2019. Available at: www.uhsinc.com/uhsreleases-results-of-poll-examining-americans-perceptions-on-mental-health. Accessed April 17, 2020

U.S. Bureau of Labor Statistics: Occupational employment statistics. Occupational employment and wages, May 2019: 21-1018 Substance abuse, behavioral disorder, and mental health counselors. May 2019. Available at: www.bls.gov/oes/current/oes211018.htm. Accessed April 19, 2020

Vindegaard N, Benros ME: COVID-19 pandemic and mental health consequences: systematic review of the current evidence. Brain Behav Immun 89:531–542, 2020

Volkow ND, Koob GF, McLellan AT: Neurobiologic advances from the brain disease model of addiction. N Engl J Med 374(4):363–371, 2016

Wang PS, Lane M, Olfson M, et al: Twelve-month use of mental health services in the United States: results from the National Comorbidity Survey Replication. Arch Gen Psychiatry 62(6):629–640, 2005

Woolf SH, Schoomaker H: Life expectancy and mortality rates in the United States, 1959–2017. JAMA 322(20):1996–2016, 2019

第一章

American Psychiatric Association: Diagnostic and Statistical Manual of Mental Disorders, 5th Edition. Arlington, VA, American Psychiatric Association, 2013

Boyd KM: Disease, illness, sickness, health, healing and wholeness: exploring some elusive concepts. Med Humanit 26(1):9–17, 2000

Carlat D: Unhinged: The Trouble With Psychiatry—A Doctor's Revelations About a Profession in Crisis. New York, Simon & Schuster, 2010

Drachman DA: Do we have brain to spare? Neurology 64(12):2004–2005, 2005

Edelman GM: Bright Air, Brilliant Fire: On the Matter of the Mind. New York, Basic Books, 1992

Engel GL: The clinical application of the biopsychosocial model. Am J Psychiatry 137(5):535–544, 1980

Herculano-Houzel S: The human brain in numbers: a linearly scaled-up primate brain. Front Hum Neurosci 3:31, 2009

Hiatt JF: Spirituality, medicine, and healing. South Med J 79(6):736–743, 1986

Kandel ER: A new intellectual framework for psychiatry. Am J Psychiatry 155(4):457–569, 1998

Kendler KS: Toward a philosophical structure for psychiatry. Am J Psychiatry 162(3):433–440, 2005

Koenig HG: Religion and medicine I: historical background and reasons for separation. Int J Psychiatry Med 30(4):385–398, 2000

Luhrmann TM: Of Two Minds: An Anthropologist Looks at American Psychiatry. New York, Vintage, 2001

Megías M, Emri ZS, Freund TF, et al: Total number and distribution of inhibitory and excitatory synapses on hippocampal CA1 pyramidal cells. Neuroscience 102(3):527–540, 2001

Scheff TJ: Being Mentally Ill: A Sociological Theory. Chicago, IL, Aldine, 1966

Stanford MS: Grace for the Afflicted: A Clinical and Biblical Perspective on Mental Illness. Downers Grove, IL, InterVarsity Press, 2012

Wakefield JC:The concept of mental disorder: on the boundary between biological facts and social values. Am Psychol 47(3):373–388, 1992

Wakefield JC: The concept of mental disorder: diagnostic implications of the harmful dysfunction analysis. World Psychiatry 6(3):149–156, 2007

Walker J: Biped robot timelines—how long until robots move like humans? Emerj Artificial Intelligence Research, February 3, 2019. Available at: https:// emerj. com/ai-adoption-timelines/biped-robot-timelines. Accessed July 22, 2020

Walter H: The third wave of biological psychiatry. Front Psychol 4:582, 2013

第二章

Centers for Disease Control and Prevention: Key facts about influenza (flu). September 13, 2019. Available at: www.cdc.gov/flu/about/keyfacts.htm. Accessed

July 23, 2020

Dittman M: Hughes's germ phobia revealed in psychological autopsy. Monitor on Psychology 36(7):102, 2005

Dwyer RJ, Kushlev K, Dunn EW: Smartphone use undermines enjoyment of face-to-face social interactions. J Exp Soc Psychol 78:233–239, 2018

Fegert JM, Vitiello B, Plener PL, Clemens V: Challenges and burden of the Coronavi-rus 2019 (COVID-19) pandemic for child and adolescent mental health: a narra-tive review to highlight clinical and research needs in the acute phase and the long return to normality. Child Adolesc Psychiatry Ment Health 14:20, 2020

Greenwald AG: The totalitarian ego: fabrication and revision of personal history. Am Psychol 35(7):603–618, 1980

Gregg EW, Zhuo X, Cheng YJ, et al: Trends in lifetime risk and years of life lost due to diabetes in the USA, 1985–2011: a modelling study. Lancet Diabetes Endocrinol 2(11):867–874, 2014

Hasin DS, Grant BF: The National Epidemiologic Survey on Alcohol and Related Conditions (NESARC) Waves 1 and 2: review and summary of findings. Soc Psychiatry Psychiatr Epidemiol 50(11):1609–1640, 2015

Hedden S, Gfroerer J, Barker P, et al: Comparison of NSDUH mental health data and methods with other data sources. CBHSQ Data Review, February 2012. Available at: www.ncbi.nlm.nih.gov/books/NBK390286/pdf/Bookshelf_NBK390286.pdf. Accessed July 23, 2020

Hidaka BH: Depression as a disease of modernity: explanations for increasing prev-alence. J Affect Disord 140(3):205–214, 2012

Howlader N, Noone AM, Krapcho M, et al (eds): SEER Cancer Statistics Review, 1975–2016. National Cancer Institute, April 9, 2020. Available at: https:// seer. cancer.gov/csr/1975_2016. Accessed July 23, 2020

Hughes N, Burke J: Sleeping with the frenemy: how restricting "bedroom use" of smartphones impacts happiness and wellbeing. Comput Human Behav 85:236–244, 2018

Jaffe DJ: Antipsychiatry vs. psychiatry. Mental Illness Policy Org, 2020. Available at: https://mentalillnesspolicy.org/myths/antipsychiatry.html. Accessed July 23, 2020

Jamison KR: Touched With Fire. New York, Simon & Schuster, 1996

Kaiser Permanente: Highlights from a new national consumer poll. Find Your Words, 2018. Available at: https://findyourwords.org/mental-health-myths-facts-national-poll. Accessed July 23, 2020

Kennedy PJ, Fried S: A Common Struggle: A Personal Journey Through the Past and Future of Mental Illness and Addiction. New York, Penguin, 2016

Kessler RC, McGonagle KA, Zhao S, et al: Lifetime and 12-month prevalence of DSM-III-R psychiatric disorders in the United States: results from the National Comorbidity Survey. Arch Gen Psychiatry 51(1):8–19, 1994

Kessler RC, Anthony JC, Blazer DG, et al: The US National Comorbidity Survey: overview and future directions. Epidemiol Psychiatr Soc 6(1):4–16, 1997

Kessler RC, Berglund P, Demler O, et al: Lifetime prevalence and age-of-onset distributions of DSM-IV disorders in the National Comorbidity Survey Replication. Arch Gen Psychiatry 62(6):593–602, 2005a

Kessler RC, Chiu WT, Demler O, et al: Prevalence, severity, and comorbidity of 12-month DSM-IV disorders in the National Comorbidity Survey Replication. Arch Gen Psychiatry 62(6):617–627, 2005b

Kessler RC, Angermeyer M, Anthony JC, et al: Lifetime prevalence and age-of-onset distributions of mental disorders in the World Health Organization's World Mental Health Survey Initiative. World Psychiatry 6(3):168–176, 2007

Keyes CL: Promoting and protecting mental health as flourishing: a complementary strategy for improving national mental health. Am Psychol 62(2):95–108, 2007

Leary MR: Self-Presentation: Impression Management and Interpersonal Behavior. New York, Routledge, 2019

Lloyd-Jones DM, Leip EP, Larson MG, et al: Prediction of lifetime risk for cardio-vascular disease by risk factor burden at 50 years of age. Circulation 113(6):791–798, 2006

Matson JL, Kozlowski AM: The increasing prevalence of autism spectrum disorders. Res Autism Spectr Disord 5(1):418–425, 2011

Omran AR: The epidemiologic transition: a theory of the epidemiology of population change. Milbank Mem Fund Q 49(4):509–538, 1971

Parcesepe AM, Cabassa LJ: Public stigma of mental illness in the United States: a systematic literature review. Adm Policy Ment Health 40(5):384–399, 2013

Perälä J, Suvisaari J, Saarni SI, et al: Lifetime prevalence of psychotic and bipolar I disorders in a general population. Arch Gen Psychiatry 64(1):19–28, 2007

Pies R: Bogus "epidemic" of mental illness in the US. Psychiatric Times, June 18, 2015. Available at: www.psychiatrictimes.com/blogs/bogus-epidemic-mental-illness-us. Accessed July 23, 2020

Pinker S: The Better Angels of Our Nature: Why Violence Has Declined. New York, Penguin, 2012

Regier DA, Myers JK, Kramer M, et al: The NIMH Epidemiologic Catchment Area program: historical context, major objectives, and study population characteristics. Arch Gen Psychiatry 41(10):934–941, 1984

Shenk JW: Lincoln's Melancholy: How Depression Challenged a President and Fueled His Greatness. New York, Houghton Mifflin Harcourt, 2006

Substance Abuse and Mental Health Services Administration: Key Substance Use and Mental Health Indicators in the United States: Results From the 2017 National Survey on Drug Use and Health (HHS Publ No SMA 18-5068, NSDUH Series H-53). 2018a. Available at: www.samhsa.gov/data/sites/ default/ files/cbhsq-reports/NSDUHFFR2017/NSDUHFFR2017.pdf. Accessed July 23, 2020

Substance Abuse and Mental Health Services Administration: 2019 National Survey on Drug Use and Health (NSDUH): Final CAI Specifications for Programming (English version). October 18, 2018b. Available at: www.samhsa. gov/data/ sites/default/files/cbhsq-reports/NSDUHmrbCAISpecs2019.pdf. Accessed July 23, 2020

Twenge JM, Joiner TE, Rogers ML, et al: Increases in depressive symptoms, suicide-related outcomes, and suicide rates among US adolescents after 2010 and links to increased new media screen time. Clin Psychol Sci 6(1):3–17, 2018

U.S.Census Bureau: Quick facts, persons under 5 years, percent. 2020.Available at: www.census.gov/quickfacts/fact/table/US/AGE135219. Accessed July 23, 2020

Vasan RS, Beiser A, Seshadri S, et al: Residual lifetime risk for developing hypertension in middle-aged women and men: the Framingham Heart Study. JAMA 287(8):1003–1010, 2002

Vindegaard N, Benros ME: COVID-19 pandemic and mental health consequences: systematic review of the current evidence. Brain Behav Immun 89:531–542, 2020

World Health Organization World Mental Health Composite International Diagnostic Interview (WHO WMH-CIDI): About the WHO WMH-CIDI: New Sampling Conventions for the Paper and Pencil Version (PAPI). 2020. Available at: www.hcp.med.harvard.edu/wmhcidi/about-the-who-wmh-cidi/#jump2_d.Accessed July 23, 2020

第三章

American Psychiatric Association: Diagnostic and Statistical Manual of Mental Disorders, 5th Edition. Arlington, VA, American Psychiatric Association, 2013

Breeding J: Practicing Szasz: a psychologist reports on Thomas Szasz's influence on his work. SAGE Open 4(4), 2014

Breggin PR: Toxic Psychiatry: Why Therapy, Empathy, and Love Must Replace the Drugs, Electroshock, and Biochemical Theories of the "New Psychiatry." New York, Macmillan, 1994

Cooke A (ed): Understanding Psychosis and Schizophrenia. British Psychological Society, Division of Clinical Psychology, 2014. www1.bps.org.uk/networks-and-communities/member-microsite/division-clinical-psychology/understanding-psychosis-and-schizophrenia. Accessed July 24, 2020

Dell'Osso B, Glick ID, Baldwin DS, et al: Can long-term outcomes be improved by shortening the duration of untreated illness in psychiatric disorders? A concep-tual framework. Psychopathology 46(1):14–21, 2013

Dufort A, Zipursky RB: Understanding and managing treatment adherence in schizophrenia. Clin Schizophr Relat Psychoses January 3, 2019 [Epub ahead of print]

Frances A: Saving Normal: An Insider's Revolt Against Out-of-Control Psychiatric Diagnosis, DSM-5, Big Pharma, and the Medicalization of Ordinary Life. New York, William Morrow, 2013

Gardner MN, Brandt AM: "The doctors' choice is America's choice": the physician in U.S. cigarette advertisements, 1930–1953. Am J Public Health 96(2):222–232, 2006

Greenberg G: Book of Woe: The DSM and the Unmaking of Psychiatry. New York, Plume, 2014

Greenberg G: Psychiatry's incurable hubris. The Atlantic, April 2019. Available at: www.theatlantic.com/magazine/archive/2019/04/mind-fixers-anne-harrington/583228. Accessed July 24, 2020

Groopman J: Medicine in mind: psychiatry's fraught history. The New Yorker, May 27, 2019. Available at: www.newyorker.com/magazine/2019/05/27/the-troubled-history-of-psychiatry. Accessed July 24, 2020

Hari J: Lost Connections: Uncovering the Real Causes of Depression—and the Unexpected Solutions. New York, Bloomsbury, 2018

Jawad I, Watson S, Haddad PM, et al: Medication nonadherence in bipolar disorder: a narrative review. Ther Adv Psychopharmacol 8(12):349–363, 2018

Keirsey D: The myth of mental illness. Professor Keirsey's Blog, July 26, 2011. Available at: https://professorkeirsey.wordpress.com/2011/07/26/the-myth-of-mental-illness. Accessed July 24, 2020

Kelly BD, Bracken P, Cavendish H, et al: The Myth of Mental Illness: 50 years after publication: what does it mean today? Irish J Psychol Med 27(1):35–43, 2010

Kramer M: Long-range studies of mental hospital patients: an important area for research in chronic disease. Milbank Q 83(4), 2005

Livingston JD, Boyd JE: Correlates and consequences of internalized stigma for people living with mental illness: a systematic review and meta-analysis. Soc

Sci Med 71(12):2150–2161, 2010

Mark TL, Levit KR, Buck JA: Datapoints: psychotropic drug prescriptions by med-ical specialty. Psychiatr Serv 60(9):1167, 2009

Maugh THII: Dr. Thomas Szasz dies at 92; psychiatrist who attacked profession. Los Angeles Times, September 17, 2012. Available at: www.latimes.com/local/ obituaries/la-me-thomas-szasz-20120917-1-story.html. Accessed July 24, 2020

McCance-Katz EF: The federal government ignores the treatment needs of Amer-icans with serious mental illness. Psychiatric Times,Apr 21, 2016. Available at: www.psychiatrictimes.com/depression/federal-government-ignores-treatment-needs-americans-serious-mental-illness. Accessed July 24, 2020

McGinty EE, Kennedy-Hendricks A, Choksy S, et al: Trends in news media cover-age of mental illness in the United States: 1995–2014. Health Aff (Millwood) 35(6):1121–1129, 2016

McGorry PD, Purcell R, Goldstone S, et al: Age of onset and timing of treatment for mental and substance use disorders: implications for preventive intervention strategies and models of care. Curr Opin Psychiatry 24(4):301–306, 2011

Menninger RW: The therapeutic environment and team approach at the Menninger Hospital. Psychiatry Clin Neurosci 52(suppl):S173–S176, 1998

Phillips J, Frances A, Cerullo MA, et al: The six most essential questions in psychi-atric diagnosis: a pluralogue part 1: conceptual and definitional issues in psy-chiatric diagnosis. Philos Ethics Humanit Med 7(1):3, 2012

Pilgrim D: The survival of psychiatric diagnosis. Soc Sci Med 65(3):536–547, 2007

Rissmiller DJ, Rissmiller JH: Open forum: evolution of the antipsychiatry move-ment into mental health consumerism. Psychiatr Serv 57(6):863–866, 2006

Sawada N, Uchida H, Suzuki T, et al: Persistence and compliance to antidepressant treatment in patients with depression: a chart review. BMC Psychiatry 9(1):38, 2009

Schwarz A: ADHD Nation: Children, Doctors, Big Pharma, and the Making of an American Epidemic. New York, Scribner, 2016

Shepherd GM: Creating Modern Neuroscience: The Revolutionary 1950s. New

York, Oxford University Press, 2009

Substance Abuse and Mental Health Services Administration: Key Substance Use and Mental Health Indicators in the United States: Results From the 2017 National Survey on Drug Use and Health (HHS Publ No SMA-18-5068, NSDUH Series H-53). 2018. Available at: www.samhsa.gov/data/sites/ default/ files/cbhsq-reports/NSDUHFFR2017/NSDUHFFR2017.pdf. Accessed July 21, 2020

Szalai J: Mental illness is all in your brain—or is it? New York Times, April 24, 2019. Available at: www.nytimes.com/2019/04/24/books/review-mind-fixers-psychiatry-biology-mental-illness-anne-harrington.html. Accessed July 24, 2020

Szasz TS: The myth of mental illness. Am Psychol 15(2):113–118, 1960

Szasz TS: The Myth of Mental Illness: Foundations of a Theory of Personal Conduct. New York, Harper & Row, 1961

Szasz TS: Psychiatry: The Science of Lies. Syracuse, NY, Syracuse University Press, 2008

Torrey EF: Improving the mental health system: who is responsible? Psychiatric Times, December 24, 2014. Available at: www.psychiatrictimes.com/cultural-psychiatry/improving-mental-health-system-who-responsible. Accessed July 24, 2020

Universal Health Services: Poll examining Americans' perceptions on mental health. March 12, 2019. Available at: www.multivu.com/players/English/ 8493951-uhs-americans-perceptions-of-mental-health-poll. Accessed July 24, 2020

Urban Dictionary: Shrink. Gumba Gumba, April 6, 2004. Available at: www. urbandictionary.com/define.php?term=shrink. Accessed July 24, 2020

Wang PS, Berglund P, Olfson M, et al: Failure and delay in initial treatment contact after first onset of mental disorders in the National Comorbidity Survey Rep-lication. Arch Gen Psychiatry 62(6):603–613, 2005

Whitaker R: Anatomy of an Epidemic: Magic Bullets, Psychiatric Drugs, and the Astonishing Rise of Mental Illness in America. New York, Broadway Books, 2010

第四章

Agrawal A, Lynskey MT: Are there genetic influences on addiction: evidence from family, adoption and twin studies. Addiction 103(7):1069–1081, 2008

Amritwar AU, Lowry CA, Brenner LA, et al: Mental health in allergic rhinitis: depression and suicidal behavior. Curr Treat Options Allergy 4(1):71–97, 2017

Bandelow B, Baldwin D, Abelli M, et al: Biological markers for anxiety disorders, OCD and PTSD: a consensus statement. Part II: neurochemistry, neurophysiology and neurocognition. World J Biol Psychiatry 18(3):162–214, 2017

Belmaker RH, Agam G: Major depressive disorder. N Engl J Med 358(1):55–68, 2008

Brikell I, Kuja-Halkola R, Larsson H: Heritability of attention-deficit hyperactivity disorder in adults. Am J Med Genet B Neuropsychiatr Genet 168(6):406–413, 2015

Bureau of Economic Analysis, U.S. Department of Commerce: 2015 Blended Account Release Table. March 5, 2019. Available at: www.bea.gov/system/files/2019-03/2015-Blended-Account-Release-Table.xlsx. Retrieved September 12, 2019

Campbell S, MacQueen G: The role of the hippocampus in the pathophysiology of major depression. J Psychiatry Neurosci 29(6):417–426, 2004

Chakrabarti S: Thyroid functions and bipolar affective disorder. J Thyroid Res 2011:306367, 2011

Del Colle A, Israelyan N, Gross Margolis K: Novel aspects of enteric serotonergic signaling in health and brain-gut disease. Am J Physiology Gastrointest Liver Physiol 318(1):G130–143, 2020

Fries GR, Walss-Bass C, Bauer ME, et al: Revisiting inflammation in bipolar disorder. Pharmacol Biochem Behav 177:12–19, 2018

Genedi M, Janmaat IE, Haarman BB, et al: Dysregulation of the gut-brain axis in schizophrenia and bipolar disorder: probiotic supplementation as a supportive treatment in psychiatric disorders. Curr Opin Psychiatry 32(3):185–195, 2019

Gogos A, Sbisa AM, Sun J, et al: A role for estrogen in schizophrenia: clinical and preclinical findings. Int J Endocrinol 2015:615356, 2015

Goodkind M, Eickhoff SB, Oathes DJ, et al: Identification of a common neurobiological substrate for mental illness. JAMA Psychiatry 72(4):305–315, 2015

Grenham S, Clarke G, Cryan JF, Dinan TG: Brain-gut–microbe communication in health and disease. Front Physiol 2:94, 2011

Hugdahl K: Auditory hallucinations: a review of the ERC "VOICE" project.World J Psychiatry 5(2):193–209, 2015

Johnson PL, Federici LM,Shekhar A: Etiology, triggers and neurochemical circuits associated with unexpected, expected, and laboratory-induced panic attacks. Neurosci Biobehav Rev 46 (Pt 3):429–454, 2014

Kandel ER: A new intellectual framework for psychiatry. Am J Psychiatry155(4):457–469, 1998

Kendler KS, Heath AC, Neale MC, et al: A population-based twin study of alcoholism in women. JAMA 268(14):1877–1882, 1992

Khandaker GM, Cousins L, Deakin J, et al: Inflammation and immunity in schizophrenia: implications for pathophysiology and treatment. Lancet Psychiatry 2(3):258–270, 2015

Kitayama N, Vaccarino V, Kutner M, et al: Magnetic resonance imaging (MRI) measurement of hippocampal volume in posttraumatic stress disorder: a meta-analysis. J Affect Disord 88(1):79–86, 2005

Lee BH, Kim YK: The roles of BDNF in the pathophysiology of major depression and in antidepressant treatment. Psychiatry Invest 7(4):231–235, 2010

Liu W, Ge T, Leng Y, et al: The role of neural plasticity in depression: from hippocampus to prefrontal cortex. Neural Plast 2017:6871089, 2017

Lopez-Duran NL, Kovacs M, George CJ: Hypothalamic-pituitary-adrenal axis dysregulation in depressed children and adolescents: a meta-analysis. Psychoneuroendocrinology 34(9):1272–1283, 2009

McEwen BS, Akama KT, Spencer-Segal JL, et al: Estrogen effects on the brain: actions beyond the hypothalamus via novel mechanisms. Behav Neurosci 126(1):4–16, 2012

McPherson R, Tybjaerg-Hansen A: Genetics of coronary artery disease. Circ Res 118(4):564–578, 2016

Miller AH, Raison CL: The role of inflammation in depression: from evolutionary imperative to modern treatment target. Nat Rev Immunol 16(1):22–34, 2016

Möller S, Mucci LA, Harris JR, et al: The heritability of breast cancer among women in the Nordic Twin Study of Cancer. Cancer Biomarkers Prev 25(1):145–150, 2016

Morris MC, Compas BE, Garber J: Relations among posttraumatic stress disorder, comorbid major depression, and HPA function: a systematic review and meta-analysis. Clin Psychol Rev 32(4):301–315, 2012

Müller N: Inflammation in schizophrenia: pathogenetic aspects and therapeutic considerations. Schizophr Bull 44(5):973–982, 2018

Muneer A: Bipolar disorder: role of inflammation and the development of disease biomarkers. Psychiatry Investig 13(1):18–33, 2016

Raichle ME: A brief history of human brain mapping. Trends Neurosci 32(2):118–126, 2009

Riley B, Kendler KS: Molecular genetic studies of schizophrenia. Eur J Hum Genet 14(6):669–680, 2006

Rogers GB, Keating DJ, Young RL, et al: From gut dysbiosis to altered brain function and mental illness: mechanisms and pathways. Mol Psychiatry 21(6):738–748, 2016

Rosenblat JD, Lee Y, McIntyre RS: Does pharmacogenomic testing improve clinical outcomes for major depressive disorder? A systematic review of clinical trials and cost-effectiveness studies. J Clin Psychiatry 78(6):720–729, 2017

Ruhé HG, Mason NS, Schene AH: Mood is indirectly related to serotonin, norepinephrine and dopamine levels in humans: a meta-analysis of monoamine depletion studies. Mol Psychiatry 12(4):331–359, 2007

Sarkar A, Lehto SM, Harty S, et al: Psychobiotics and the manipulation of bacteria-gut-brain signals. Trends Neurosci 39(11):763–781, 2016

Sharon G, Sampson TR, Geschwind DH, et al: The central nervous system and the gut microbiome. Cell 167(4):915–932, 2016

Stetler C, Miller GE: Depression and hypothalamic-pituitary-adrenal activation: a quantitative summary of four decades of research. Psychosom Med 73(2):114–126, 2011

Szasz TS: The Myth of Mental Illness: Foundations of a Theory of Personal Conduct. New York, Harper & Row, 1961

Volkow ND, Fowler JS, Wang GJ, et al: Dopamine in drug abuse and addiction: results of imaging studies and treatment implications.Arch Neurol 64(11):1575–1579, 2007

Volkow ND, Fowler JS, Wang GJ, et al: Imaging dopamine's role in drug abuse and addiction. Neuropharmacology 56 (suppl 1):3–8, 2009

Waken RJ, De Las Fuentes L, Rao DC: A review of the genetics of hypertension with a focus on gene-environment interactions. Curr Hypertens Rep 19(3):23, 2017

Wise RA, Koob GF: The development and maintenance of drug addiction. Neuropsychopharmacology 39(2):254–262, 2014

Zhou L, Foster JA: Psychobiotics and the gut-brain axis: in the pursuit of happiness. Neuropsychiatr Dis Treat 11:715–723, 2015

Zorn JV, Schür RR, Boks MP, et al: Cortisol stress reactivity across psychiatric disorders: a systematic review and meta-analysis. Psychoneuroendocrinology 77:25–36, 2017

第五章

Ahn WK, Flanagan EH, Marsh JK, et al: Beliefs about essences and the reality of mental disorders. Psychol Sci 17(9):759–766, 2006

Baek SS: Role of exercise on the brain. J Exerc Rehabil 12(5):380–385, 2016

Barsaglini A, Sartori G, Benetti S, et al: The effects of psychotherapy on brain function: a systematic and critical review. Prog Neurobiol 114:1–14, 2014

Bersani FS, Lindqvist D, Mellon SH, et al: Telomerase activation as a possible mechanism of action for psychopharmacological interventions. Drug Discov

Today 20(11):1305–1309, 2015

Bertolote JM, Fleischmann A, De Leo D, et al: Psychiatric diagnoses and suicide: revisiting the evidence. Crisis 25(4):147–155, 2004

Bloom P: Descartes' Baby: How the Science of Child Development Explains What Makes Us Human. New York, Basic Books, 2004

Brady JE, Li G: Trends in alcohol and other drugs detected in fatally injured drivers in the United States, 1999–2010. Am J Epidemiol 179(6):692–699, 2014

Cavanagh JT, Carson AJ, Sharpe M, et al: Psychological autopsy studies of suicide: a systematic review. Psychol Med 33(3):395–405, 2003

Centers for Disease Control and Prevention: 10 Leading Causes of Death by Age Group—2017. National Vital Statistic System, National Center for Health Statistics, CDC, 2017. Available at: www.cdc.gov/injury/wisqars/pdf/ leading_causes_of_death_by_age_group_2017-508.pdf. Accessed July 30, 2020

Centers for Disease Control and Prevention: Ten Leading Causes of Death and Injury. National Center for Injury Prevention and Control, March 20, 2020. Available at: www.cdc.gov/injury/wisqars/LeadingCauses.html. Accessed July 30, 2020

Chesney E, Goodwin GM, Fazel S: Risks of all-cause and suicide mortality in men-tal disorders: a meta-review. World Psychiatry 13(2):153–160, 2014

Cho SE, Na KS, Cho SJ, et al: Geographical and temporal variations in the prevalence of mental disorders in suicide: systematic review and meta-analysis. J Affect Disord 190:704–713, 2016

Cohen BE, Edmondson D, Kronish IM: State of the art review: depression, stress, anxiety, and cardiovascular disease. Am J Hypertens 28(11):1295–1302, 2015

Ferrari AJ, Charlson FJ, Norman RE, et al: Burden of depressive disorders by coun-try, sex, age, and year: findings from the global burden of disease study 2010. PLoS Med 10(11):e1001547, 2013

Hughes K, Bellis MA, Jones L, et al: Prevalence and risk of violence against adults with disabilities: a systematic review and meta-analysis of observational studies. Lancet 379(9826):1621–1629, 2012

Hunsberger J, Austin DR, Henter ID, et al: The neurotrophic and neuroprotective effects of psychotropic agents. Dialogues Clin Neurosci 11(3):333–348, 2009

Kessler RC, Chiu WT, Demler O, et al: Prevalence, severity, and comorbidity of 12-month DSM-IV disorders in the national comorbidity survey replication. Arch Gen Psychiatry 62(6):617–627, 2005

Kirkpatrick B, Messias E, Harvey PD, et al: Is schizophrenia a syndrome of accelerated aging? Schizophr Bull 34(6):1024–1032, 2007

Kisely S, Crowe E, Lawrence D: Cancer-related mortality in people with mental ill-ness. JAMA Psychiatry 70(2):209–217, 2013

Koutsouleris N, Davatzikos C, Borgwardt S, et al: Accelerated brain aging in schizophrenia and beyond: a neuroanatomical marker of psychiatric disorders. Schizophr Bull 40(5):1140–1153, 2013

Liu NH, Daumit GL, Dua T, et al: Excess mortality in persons with severe mental disorders: a multilevel intervention framework and priorities for clinical practice, policy and research agendas. World Psychiatry 16(1):30–40, 2017

Lohr JB, Palmer BW, Eidt CA, et al: Is post-traumatic stress disorder associated with premature senescence? A review of the literature.Am J Geriatr Psychiatry 23(7):709–725, 2015

Merikangas KR, Ames M, Cui L, et al: The impact of comorbidity of mental and physical conditions on role disability in the U.S. adult household population. Arch Gen Psychiatry 64(10):1180–1188, 2007

Mokdad AH, Ballestros K, Echko M, et al: The state of U.S. health, 1990–2016: burden of diseases, injuries, and risk factors among U.S. states. JAMA 319(14):1444–1472, 2018

Murray CJ, Abraham J, Ali MK, et al: The state of U.S. health, 1990–2010: burden of diseases, injuries, and risk factors. JAMA 310(6):591–606, 2013

Nielssen O, Bourget D, Laajasalo T, et al: Homicide of strangers by people with a psychotic illness. Schizophr Bull 37(3):572–579, 2009

Olfson M, Gerhard T, Huang C, et al: Premature mortality among adults with schizophrenia in the United States. JAMA Psychiatry 72(12):1172–1181, 2015

Perez-Pinar M, Ayerbe L, González E, et al: Anxiety disorders and risk of stroke: a systematic review and meta-analysis. Eur Psychiatry 41:102–108, 2016

Rehm J, Probst C: Decreases of life expectancy despite decreases in non-communicable disease mortality: the role of substance use and socioeconomic status. Eur Ad-dict Res 24(2):53–59, 2018

Rotella F, Mannucci E: Depression as a risk factor for diabetes: a meta-analysis of longitudinal studies. J Clin Psychiatry 74(1):31–37, 2013

Shattuck EC, Muehlenbein MP: Religiosity/spirituality and physiological markers of health. J Relig Health 59(2):1035–1054, 2020

Stone DM, Simon TR, Fowler KA, et al: Vital signs: Trends in state suicide rates—United States, 1999–2016 and circumstances contributing to suicide—27 states, 2015. MMWR Morb Mortal Wkly Rep 67(22):617–624, 2018

Uchino BN, Bowen K, de Grey RK, et al: Social support and physical health: models, mechanisms, and opportunities, in Principles and Concepts of Behavioral Medicine. New York, Springer, 2018, pp 341–372

Vakonaki E, Tsiminikaki K, Plaitis S, et al: Common mental disorders and association with telomere length. Biomed Rep 8(2):111–116, 2018

Vancampfort D, Correll CU, Galling B, et al: Diabetes mellitus in people with schizophrenia, bipolar disorder and major depressive disorder: a systematic review and large scale meta-analysis. World Psychiatry 15(2):166–174, 2016

Vigo D, Thornicroft G, Atun R: Estimating the true global burden of mental illness. Lancet Psychiatry 3(2):171–178, 2016

Walker ER, McGee RE, Druss BG: Mortality in mental disorders and global dis-ease burden implications: a systematic review and meta-analysis. JAMA Psychiatry 72(4):334–341, 2015

Wolkowitz OM, Reus VI, Mellon SH: Of sound mind and body: depression, disease, and accelerated aging. Dialogues Clin Neurosci 13(1):25–39, 2011

World Health Organization: Depression and Other Common Mental Disorders: Global Health Estimates. Geneva, World Health Organization, 2017

第六章

Alegría M, NeMoyer A, Bagué IF, et al: Social determinants of mental health: where we are and where we need to go. Cur Psychiatry Rep 20(11):95, 2018

Al-Rousan T, Rubenstein L, Sieleni B, et al: Inside the nation's largest mental health institution: a prevalence study in a state prison system. BMC Public Health 17(1):342, 2017

Anderson G, Maes M: Schizophrenia: linking prenatal infection to cytokines, the tryptophan catabolite (TRYCAT) pathway, NMDA receptor hypofunction, neurodevelopment and neuroprogression. Prog Neuropsychopharmacol Biol Psychiatry 42:5–19, 2013

Borchard T: Do you want to be depressed? PsychCentral, July 8, 2018. Available at: https://psychcentral.com/blog/do-you-want-to-be-depressed. Accessed July 30, 2020

Breggin P: Toxic Psychiatry: Why Therapy, Empathy and Love Must Replace the Drugs, Electroshock, and Biochemical Theories of the "New Psychiatry." New York, St. Martin's Press, 2015

Burns DD: Feeling Good. New York, Signet Books, 1981

Chess S: Mal de mère. Am J Orthopsychiatry 34(4):613–614, 1964

Davis J, Eyre H, Jacka FN, et al: A review of vulnerability and risks for schizophre-nia: beyond the two hit hypothesis. Neurosci Biobehav Rev 65:185–194, 2016

Deary IJ, Agius RM, Sadler A: Personality and stress in consultant psychiatrists. Int J Soc Psychiatry 42(2):112–123, 1996

DiCaccavo A: Investigating individuals' motivations to become counselling psychologists: the influence of early caretaking roles within the family. Psychol Psychother 75(4):463–472, 2002

Dougall AL, Baum A: Stress, health, and illness, in Handbook of Health Psychology. Edited by Baum A, Revenson TA, Singer J. Abingdon, UK, Routledge, 2011, pp 321–337

Elliott DM, Guy JD: Mental health professionals versus non-mental-health professionals: childhood trauma and adult functioning. Professional Psychology: Research and Practice 24(1):83–90, 1993

Fazel S, Hayes AJ, Bartellas K, et al: Mental health of prisoners: prevalence, adverse outcomes, and interventions. Lancet Psychiatry 3(9):871–881, 2016

Fromm-Reichmann F: Notes on the development of treatment of schizophrenics by psychoanalytic psychotherapy. Psychiatry 11(3):263–273, 1948

Fry WF Jr: The schizophrenogenic "who." Psychoanalytic Review 49(4):68–73, 1962

Gach J: Biological psychiatry in the nineteenth and twentieth centuries, in History of Psychiatry and Medical Psychology. Edited by Wallace ER, Gach J. Boston, MA, Springer, 2008, pp 381–418

Harrington A: The fall of the schizophrenogenic mother. Lancet 379(9823):1292–1293, 2012

Higgins J: The schizophrenogenic mother revisited. British Journal of Psychiatric Social Work 9(4):205–208, 1968

Hillman J, Ventura M: We've Had a Hundred Years of Psychotherapy—and the World's Getting Worse. New York, HarperOne, 1993

Ito TA, Larsen JT, Smith NK, et al: Negative information weighs more heavily on the brain: the negativity bias in evaluative categorizations. J Pers Soc Psychol 75(4):887–900, 1998

Kessler RC, Wang PS: The descriptive epidemiology of commonly occurring mental disorders in the United States. Annu Rev Public Health 29:115–129, 2008

Kessler RC, Aguilar-Gaxiola S, Alonso J, et al: Trauma and PTSD in the WHO World Mental Health surveys. Eur J Psychotraumatol 8 (suppl 5):1353383, 2017

Koolhaas JM, Bartolomucci A, Buwalda B, et al: Stress revisited: a critical evaluation of the stress concept. Neurosci Biobehav Rev 35(5):1291–1301, 2011

Leslie AM, Knobe J, Cohen A: Acting intentionally and the side-effect effect: theory of mind and moral judgment. Psychol Sci 17(5):421–427, 2006

Li M, D'arcy C, Meng X: Maltreatment in childhood substantially increases the risk of adult depression and anxiety in prospective cohort studies: systematic review, meta-analysis, and proportional attributable fractions. Psychol Med 46(4):717–730, 2016

Mannarini S, Rossi A: Assessing mental illness stigma: a complex issue. Front Psychol 9:2722, 2019

McColl B: I have depression and anxiety. Please stop telling me to "go for a run." Self, April 16, 2018. Available at: www.self.com/story/depression-anxiety-exercise. Accessed July 30, 2020

McLaren K: What I hear when you tell me to "stop being so negative." The Mighty, May 11, 2017. Available at: https://themighty.com/2017/05/stop-being-so-negative-depression. Accessed July 30, 2020

Minirth FB, Meier PD: Happiness Is a Choice. Grand Rapids, MI, Baker Book House, 1978

Muntaner C, Eaton WW, Diala C, et al: Social class, assets, organizational control and the prevalence of common groups of psychiatric disorders. Soc Sci Med 47(12):2043–2053, 1998

Nachshoni T, Abramovitch Y, Lerner V, et al: Psychologists' and social workers' self-descriptions using DSM-IV psychopathology. Psychol Rep 103(1):173–188, 2008

National Institute on Mental Illness Wisconsin: History. 2020. Available at: https://namiwisconsin.org/about-nami-wisconsin/history. Accessed July 30, 2020

Nestler EJ, Peña CJ, Kundakovic M, et al: Epigenetic basis of mental illness. Neuroscientist 22(5):447–463, 2016

Nikcevic AV, Kramolisova-Advani J, Spada MM: Early childhood experiences and current emotional distress: what do they tell us about aspiring psychologists? J Psychol 141(1):25–34, 2007

Parker G: Researching the schizophrenogenic mother. J Nerv Ment Dis 170(8):452–462, 1982

Pope KS, Feldman-Summers S: National survey of psychologists' sexual and physical abuse history and their evaluation of training and competence in these areas. Professional Psychology: Research and Practice 23(5):353–361, 1992

Powers R: No One Cares About Crazy People: The Chaos and Heartbreak of

Mental Health in America. New York, Hachette Books, 2017

Riley B,Kendler KS: Molecular genetic studies of schizophrenia. Eur J Hum Genet 14(6):669–680, 2006

Selye H: Stress and the general adaptation syndrome. Br Med J 1(4667):1383–1392, 1950

Smoller JW: The genetics of stress-related disorders: PTSD, depression, and anxiety disorders. Neuropsychopharmacology 41(1):297–319, 2016

Soroka S, McAdams S: News, politics, and negativity. Political Communication 32(1):1–22, 2015

Teplin LA, McClelland GM, Abram KM, et al: Crime victimization in adults with severe mental illness: comparison with the National Crime Victimization Survey. Arch Gen Psychiatry 62(8):911–921, 2005

Time to Change: The same old comments: "stop feeling sorry for yourself." June 20, 2012. Available at: www.time-to-change.org.uk/blog/depression-same-old-comments. Accessed July 30, 2020

Torrey EF, Kennard AD, Eslinger D, et al: More Mentally Ill Persons Are in Jails and Prisons Than Hospitals: A Survey of the States. Arlington, VA, Treatment Advocacy Center, 2010

Winnicott DW: Transitional objects and transitional phenomena—a study of the first not-me possession. Int J Psychoanal 34(2):89–97, 1953

Yesufu-Udechuku A, Harrison B, Mayo-Wilson E, et al: Interventions to improve the experience of caring for people with severe mental illness: systematic review and meta-analysis. Br J Psychiatry 206(4):268–274, 2015

Young L, Scholz J, Saxe R: Neural evidence for "intuitive prosecution": the use of mental state information for negative moral verdicts. Soc Neurosci 6(3):302–315, 2011

Zhao S, Sampson S, Xia J, et al: Psychoeducation (brief) for people with serious mental illness. Cochrane Database Syst Rev (4):CD010823, 2015

第七章

Abbass AA, Kisely SR, Town JM, et al: Short-term psychodynamic psychotherapies for common mental disorders. Cochrane Database Syst Rev (7):CD004687, 2014

Abdollahi A, LeBouthillier DM, Najafi M, et al: Effect of exercise augmentation of cognitive behavioural therapy for the treatment of suicidal ideation and depression. J Affect Disord 219:58–63, 2017

American Psychological Association: Psychological treatments. Society of Clinical Psychology, Division 12, American Psychological Association, 2020. Available at: www.div12.org/treatments/. Accessed August 3, 2020

Anderson JW, Nunnelley PA: Private prayer associations with depression, anxiety and other health conditions: an analytical review of clinical studies. Postgrad Med 128(7):635–641, 2016

Anderson N, Heywood-Everett S, Siddiqi N, et al: Faith-adapted psychological therapies for depression and anxiety: systematic review and meta-analysis. J Affect Disord 176:183–196, 2015

Andrade C, Kumar C, Surya S: Cardiovascular mechanisms of SSRI drugs and their benefits and risks in ischemic heart disease and heart failure. Int Clin Psycho-pharmacol 28(3):145–155, 2013

Antonsen BT, Klungsøyr O, Kamps A, et al: Step-down versus outpatient psycho-therapeutic treatment for personality disorders: 6-year follow-up of the Ullevål Personality Project. BMC Psychiatry 14:119, 2014

Barsaglini A, Sartori G, Benetti S, et al: The effects of psychotherapy on brain function: a systematic and critical review. Prog Neurobiol 114:1–14, 2014

Bauer UE, Briss PA, Goodman RA, et al: Prevention of chronic disease in the 21st century: elimination of the leading preventable causes of premature death and disability in the USA. Lancet 384(9937):45–52, 2014

Baumgart M, Snyder HM, Carrillo MC, et al: Summary of the evidence on modifiable risk factors for cognitive decline and dementia: a population-based perspective. Alzheimers Dement 11(6):718–726, 2015

Bersani FS, Lindqvist D, Mellon SH, et al: Telomerase activation as a possible mechanism of action for psychopharmacological interventions. Drug Discov Today 20(11):1305–1309, 2015

Black DS, Slavich GM: Mindfulness meditation and the immune system: a systematic review of randomized controlled trials. Ann NY Acad Sci 1373(1):13–24, 2016

Bond GR, Drake RE: The critical ingredients of assertive community treatment. World Psychiatry 14(2):240–242, 2015

Butler AC, Chapman JE, Forman EM, et al: The empirical status of cognitive-behavioral therapy: a review of meta-analyses. Clin Psychol Rev 26(1):17–31, 2006

Buttorff C, Ruder T, Bauman M: Multiple Chronic Conditions in the United States. Santa Monica, CA, RAND, 2017

Cacioppo JT, Cacioppo S: Social relationships and health: the toxic effects of perceived social isolation. Soc Personal Psychol Compass 8(2):58–72, 2014

Centers for Disease Control and Prevention: National Ambulatory Care Survey Summary: 2016 National Summary Tables. 2016. Available at: www.cdc.gov/nchs/data/ahcd/namcs_summary/2016_namcs_web_tables.pdf. Accessed August 3, 2020

Chen AT, Nasrallah HA: Neuroprotective effects of the second generation antipsychotics. Schizophr Res 208:1–7, 2019

Chida Y, Steptoe A, Powell LH: Religiosity/spirituality and mortality: a systematic quantitative review. Psychother Psychosom 78(2):81–90, 2009

Cipriani A, Hawton K, Stockton S, et al: Lithium in the prevention of suicide in mood disorders: updated systematic review and meta-analysis. BMJ 346:f3646, 2013

Cipriani A, Furukawa TA, Salanti G, et al: Comparative efficacy and acceptability of 21 antidepressant drugs for the acute treatment of adults with major depressive disorder: a systematic review and network meta-analysis. Lancet 391(10128):1357–1366, 2018

Claxton M, Onwumere J, Fornells-Ambrojo M: Do family interventions improve outcomes in early psychosis? A systematic review and meta-analysis. Front Psychol 8:371, 2017

Correll CU, Galling B, Pawar A, et al: Comparison of early intervention services vs treatment as usual for early phase psychosis: a systematic review, meta-analysis, and meta-regression. JAMA Psychiatry 75(6):555–565, 2018

Cristea IA, Gentili C, Cotet CD, et al: Efficacy of psychotherapies for borderline personality disorder: a systematic review and meta-analysis. JAMA Psychiatry 74(4):319–328, 2017

Cuijpers P, Donker T, van Straten A, et al: Is guided self-help as effective as face-to-face psychotherapy for depression and anxiety disorders? A systematic review and meta-analysis of comparative outcome studies. Psychol Med 40(12):1943–1957, 2010

Cuijpers P, Hollon SD, van Straten A, et al: Does cognitive behaviour therapy have an enduring effect that is superior to keeping patients on continuation pharmacotherapy? A meta-analysis. BMJ Open 3(4):e002542, 2013a

Cuijpers P, Sijbrandij M, Koole SL, et al: The efficacy of psychotherapy and pharmacotherapy in treating depressive and anxiety disorders: a meta-analysis of direct comparisons. World Psychiatry 12(2):137–148, 2013b

Dew RE, Daniel SS, Armstrong TD, et al: Religion/spirituality and adolescent psychiatric symptoms: a review. Child Psychiatry Hum Dev 39(4):381–398, 2008

Donker T, Griffiths KM, Cuijpers P, et al: Psychoeducation for depression, anxiety and psychological distress: a meta-analysis. BMC Med 7(1):79, 2009

Firth J, Cotter J, Elliott R, et al: A systematic review and meta-analysis of exercise interventions in schizophrenia patients. Psychol Med 45(7):1343–1361, 2015

Firth J, Torous J, Nicholas J, et al: Can smartphone mental health interventions reduce symptoms of anxiety? A meta-analysis of randomized controlled trials. J Affect Disord 218:15–22, 2017a

Firth J, Torous J, Nicholas J, et al: The efficacy of smartphone-based mental health interventions for depressive symptoms: a meta-analysis of randomized controlled trials. World Psychiatry 16(3):287–298, 2017b

Gałecki P, Mossakowska-Wojcik J, Talarowska M: The anti-inflammatory mecha-

nism of antidepressants—SSRIs, SNRIs. Prog Neuropsychopharmacol Biol
  Psychiatry 80:291–294, 2018

Goessl VC, Curtiss JE, Hofmann SG: The effect of heart rate variability
  biofeedback training on stress and anxiety: a meta-analysis. Psychol Med
  47(15):2578–2586, 2017

Goldberg SB, Tucker RP, Greene PA, et al: Mindfulness-based interventions for
  psychiatric disorders: a systematic review and meta-analysis. Clin Psychol Rev
  59:52–60, 2018

Greenberg S, Rosenblum KL, McInnis MG, et al: The role of social relationships
  in bipolar disorder: a review. Psychiatry Res 219(2):248–254, 2014

Harrington A: Mind Fixers: Psychiatry's Troubled Search for the Biology of
  Mental Illness. New York, WW Norton, 2019

Henningsen P, Zipfel S, Herzog W: Management of functional somatic syndromes.
  Lancet 369(9565):946–955, 2007

Hilton L, Maher AR, Colaiaco B, et al: Meditation for posttraumatic stress:
  system-atic review and meta-analysis. Psychol Trauma 9(4):453–460, 2017

Hofmann SG, Asnaani A, Vonk IJ, et al: The efficacy of cognitive behavioral ther-
  apy: a review of meta-analyses. Cognit Ther Res 36(5):427–440, 2012

Holt-Lunstad J, Smith TB, Layton JB: Social relationships and mortality risk: a
  meta-analytic review. PLoS Med 7(7):e1000316, 2010

Huhn M, Tardy M, Spineli LM, et al: Efficacy of pharmacotherapy and psychother-
  apy for adult psychiatric disorders: a systematic overview of meta-analyses.
  JAMA Psychiatry 71(6):706–715, 2014

Jacka FN: Nutritional psychiatry: where to next? EBioMedicine 17:24–29, 2017

Jope RS, Nemeroff CB: Lithium to the rescue. Cerebrum 2016:cer-02-16, 2016

Kamenov K, Twomey C, Cabello M, et al: The efficacy of psychotherapy,
  pharma-cotherapy and their combination on functioning and quality of life in
  depression: a meta-analysis. Psychol Med 47(3):414–425, 2017

Katsakou C, Priebe S: Outcomes of involuntary hospital admission—a review.
  Acta Psychiatr Scand 114(4):232–241, 2006

Khan AM, Ahmed R, Kotapati VP, et al: Vagus nerve stimulation (VNS) vs. deep brain stimulation (DBS) treatment for major depressive disorder and bipolar depression: a comparative meta-analytic review. Int J Med Public Health 8(3):119–130, 2018

Klainin-Yobas P, Oo WN, Suzanne Yew PY, et al: Effects of relaxation interventions on depression and anxiety among older adults: a systematic review.Aging Ment Health 19(12):1043–1055, 2015

Koenig HG: Religion and medicine I: historical background and reasons for separation. Int J Psychiatry Med 30(4):385–398, 2000

Koenig HG: Research on religion, spirituality, and mental health: a review. Can J Psychiatry 54(5):283–291, 2009

Kösters M, Burlingame GM, Nachtigall C, et al: A meta-analytic review of the effectiveness of inpatient group psychotherapy. Group Dynamics: Theory, Research, and Practice 10(2):146–163, 2006

Kuiper JS, Zuidersma M, Voshaar RC, et al: Social relationships and risk of dementia: a systematic review and meta-analysis of longitudinal cohort studies. Ageing Res Rev 22:39–57, 2015

Kurtz MM, Mueser KT: A meta-analysis of controlled research on social skills training for schizophrenia. J Consult Clin Psychol 76(3):491–504, 2008

Laing RD: The Divided Self: An Existential Study in Sanity and Madness. Harmondsworth, UK, Penguin, 1965

Laird KT, Tanner-Smith EE, Russell AC, et al: Comparative efficacy of psychological therapies for improving mental health and daily functioning in irritable bowel syndrome: a systematic review and meta-analysis. Clin Psychol Rev 51:142–152, 2017

Leichsenring F, Luyten P, Hilsenroth MJ, et al: Psychodynamic therapy meets evidence-based medicine: a systematic review using updated criteria. Lancet Psychiatry 2(7):648–660, 2015

Leucht S, Hierl S, Kissling W, et al: Putting the efficacy of psychiatric and general medicine medication into perspective: review of meta-analyses. Br J Psychiatry 200(2):97–106, 2012

Leucht S, Leucht C, Huhn M, et al: Sixty years of placebo-controlled antipsychotic drug trials in acute schizophrenia: systematic review, Bayesian meta-analysis, and meta-regression of efficacy predictors. Am J Psychiatry 174(10):927–942, 2017

Lincoln TM, Wilhelm K, Nestoriuc Y: Effectiveness of psychoeducation for relapse, symptoms, knowledge, adherence and functioning in psychotic disorders: a meta-analysis. Schizophr Res 96(1–3):232–245, 2007

Linden M, Schermuly Haupt ML: Definition, assessment and rate of psychotherapy side effects. World Psychiatry 13(3):306–309, 2014

Linz SJ, Sturm BA: The phenomenon of social isolation in the severely mentally ill. Perspect Psychiatr Care 49(4):243–254, 2013

Luders E, Cherbuin N, Kurth F: Forever Young(er): potential age-defying effects of long-term meditation on gray matter atrophy. Front Psychol 5:1551, 2015

Luhrmann TM: Of Two Minds: An Anthropologist Looks at American Psychiatry. New York, Vintage, 2001

Lynch J, Prihodova L, Dunne PJ, et al: Mantra meditation for mental health in the general population: a systematic review. Eur J Integr Med 23:101–108, 2018

McFarlane WR: Family interventions for schizophrenia and the psychoses: a review. Fam Process 55(3):460–482, 2016

Miller L, Bansal R, Wickramaratne P, et al: Neuroanatomical correlates of religiosity and spirituality: a study in adults at high and low familial risk for depression. JAMA Psychiatry 71(2):128–135, 2014

Modini M, Tan L, Brinchmann B, et al: Supported employment for people with severe mental illness: systematic review and meta-analysis of the international evidence. Br J Psychiatry 209(1):14–22, 2016

Montero-Marin J, Garcia-Campayo J, López-Montoyo A, et al: Is cognitive-behavioural therapy more effective than relaxation therapy in the treatment of anxiety disorders? A meta-analysis. Psychol Med 48(9):1427–1436, 2018

Monti B, Polazzi E, Contestabile A: Biochemical, molecular and epigenetic mechanisms of valproic acid neuroprotection. Curr Mol Pharmacol 2(1):95–109, 2009

Penders TM, Stanciu CN, Schoemann AM, et al: Bright light therapy as augmentation of pharmacotherapy for treatment of depression: a systematic review and meta-analysis. Prim Care Companion CNS Disord 18(5), 2016

Perera T, George MS, Grammer G, et al: The clinical TMS society consensus review and treatment recommendations for TMS therapy for major depressive disorder. Brain Stimul 9(3):336–346, 2016

Pfeiffer PN, Heisler M, Piette JD, et al: Efficacy of peer support interventions for depression: a meta-analysis. Gen Hosp Psychiatry 33(1):29–36, 2011

Sarris J, Murphy J, Mischoulon D, et al: Adjunctive nutraceuticals for depression: a systematic review and meta-analyses. Am J Psychiatry 173(6):575–587, 2016

Scheff TJ: Being Mentally Ill: A Sociological Theory. Chicago, IL, Aldine, 1966

Schoenfeld TJ, Cameron HA: Adult neurogenesis and mental illness. Neuropsychopharmacology 40(1):113–128, 2015

Schuch FB, Vancampfort D, Richards J, et al: Exercise as a treatment for depression: a meta-analysis adjusting for publication bias. J Psychiatr Res 77:42–51, 2016

Schutte NS, Malouff JM, Keng SL: Meditation and telomere length: a meta-analysis. Psychol Health 35(8):901–915, 2020

Severus E, Taylor MJ, Sauer C, et al: Lithium for prevention of mood episodes in bipolar disorders: systematic review and meta-analysis. Int J Bipolar Disord 2(1):15, 2014

Shattuck EC, Muehlenbein MP: Religiosity/spirituality and physiological markers of health. J Relig Health 59(2):1035–1054, 2020

Shedler J: The efficacy of psychodynamic psychotherapy. Am Psychol 65(2):98–109, 2010

Skapinakis P, Caldwell DM, Hollingworth W, et al: Pharmacological and psychotherapeutic interventions for management of obsessive-compulsive disorder in adults: a systematic review and network meta-analysis. Lancet Psychiatry 3(8):730–739, 2016

Stanford MS: Grace for the Afflicted: A Clinical and Biblical Perspective on Mental Illness. Downers Grove, IL, InterVarsity Press, 2012

Stubbs B, Vancampfort D, Rosenbaum S, et al: An examination of the anxiolytic ef-fects of exercise for people with anxiety and stress-related disorders: a meta-analysis. Psychiatry Res 249:102–108, 2017

Sun YR, Herrmann N, Scott CJ, et al: Global grey matter volume in adult bipolar patients with and without lithium treatment: a meta-analysis. J Affect Disord 225:599–606, 2018

Tonigan JS, Pearson MR, Magill M, et al: AA attendance and abstinence for dually diagnosed patients: a meta-analytic review. Addiction 113(11):1970–1981, 2018

UK ECT Review Group: Efficacy and safety of electroconvulsive therapy in de-pressive disorders: a systematic review and meta-analysis. Lancet 361(9360):799–808, 2003

Van Maanen A, Meijer AM, van der Heijden KB, et al: The effects of light therapy on sleep problems: a systematic review and meta-analysis. Sleep Med Rev 29:52–62, 2016

Veale D, Naismith I, Miles S, et al: Outcomes for residential or inpatient intensive treatment of obsessive-compulsive disorder: a systematic review and meta-analysis. J Obsessive-Compuls Relat Disord 8:38–49, 2016

Wolstencroft J, Robinson L, Srinivasan R, et al: A systematic review of group social skills interventions, and meta-analysis of outcomes, for children with high functioning ASD. J Autism Dev Disord 48(7):2293–2307, 2018

Wykes T, Huddy V, Cellard C, et al: A meta-analysis of cognitive remediation for schizophrenia: methodology and effect sizes.Am J Psychiatry 168(5):472–485, 2011

Zhang Z, Zhang L, Zhang G, et al: The effect of CBT and its modifications for re-lapse prevention in major depressive disorder: a systematic review and meta-analysis. BMC Psychiatry 18(1):50, 2018

Zhou DD, Wang W, Wang GM, et al: An updated meta-analysis: short-term therapeutic effects of repeated transcranial magnetic stimulation in treating obsessive-compulsive disorder. J Affect Disord 215:187–196, 2017

第八章

Alcoholics Anonymous: Alcoholics Anonymous: The Big Book, 4th Edition. New York, AA World Services, 2001

Anthony WA: Recovery from mental illness: the guiding vision of the mental health service system in the 1990s. Psychosocial Rehabilitation Journal 16(4):11–23, 1993

Centers for Disease Control and Prevention: National Diabetes Statistics Report, 2017. Atlanta, GA, Centers for Disease Control and Prevention, U.S. Dept of Health and Human Services, 2017

Go AS, Mozaffarian D, Roger VL, et al: Heart disease and stroke statistics—2013 update: a report from the American Heart Association. Circulation 127:e6–e245, 2013

Howlader N, Noone AM, Krapcho M, et al (eds): SEER Cancer Statistics Review (CSR) 1975–2016. National Cancer Institute, April 9, 2020. Available at: https://seer.cancer.gov/csr/1975_2016/. Accessed August 4, 2020

Kessler RC, Berglund P, Demler O, et al: Lifetime prevalence and age-of-onset distributions of DSM-IV disorders in the National Comorbidity Survey Replication. Arch Gen Psychiatry 62(6):593–602, 2005

Lachman ME, Teshale S, Agrigoroaei S: Midlife as a pivotal period in the life course: balancing growth and decline at the crossroads of youth and old age. Int J Behav Dev 39(1):20–31, 2015

Leamy M, Bird V, Le Boutillier C, et al: Conceptual framework for personal recovery in mental health: systematic review and narrative synthesis. Br J Psychiatry 199(6):445–452, 2011

McGrath JJ, Saha S, Al-Hamzawi AO, et al: Age of onset and lifetime projected risk of psychotic experiences: cross-national data from the World Mental Health Survey. Schizophr Bull 42(4):933–941, 2016

Paus T, Keshavan M, Giedd JN: Why do many psychiatric disorders emerge during adolescence? Nat Rev Neurosci 9(12):947–957, 2008

收场白

Bair D: Jung: A Biography. Boston, MA, Back Bay Books, 2004

Friedman LJ: Menninger: The Family and the Clinic. New York, Knopf, 1990

Hartley M, Commire A: Breaking the Silence. New York, Putnam, 1990

Jamison KR: An Unquiet Mind: A Memoir of Moods and Madness. New York, Knopf, 1995

Jones E: The Life and Work of Sigmund Freud. Edited and abridged by Trilling L, Marcus S. New York, Basic Books, 1961

Jung CG: Psychological Types (1921). Princeton, NJ, Princeton University Press, 1976

Jung CG: Memories, Dreams, Reflections. New York, Vintage, 1963

Linehan MM: Building a Life Worth Living: A Memoir. New York, Random House, 2020

McDermott JJ: The Writings of William James: A Comprehensive Edition (1967). Chicago, IL, University of Chicago Press, 1977